HEART

心|視野

HEART
心視野

讓思緒清晰、工作有條理的

大腦整理習慣

CLEAN YOUR BRAIN

扔掉不必要的思緒，
簡化整理每天的工作與生活

作者　金炅祿　　譯者　陳采宜

CONTENTS

Chapter 2 將整理好的想法，制定實踐計劃

Chapter 3

將想法表達出來

Chapter 4

在想法中找到創意

各界好評推薦

本書用科學化且可遵循的方法，討論工作在生活上如何聚焦、收斂，甚至是「放手」，推薦給時常需要處理複雜、無頭緒問題的新一代工作者。

——**資深產品經理／Evonne Tsai**

我們身上最不受控的就是大腦。這本書與讀者分享如何取捨和專注才能幫助我們拿回控制權，如果你常覺得自己無法聚焦或做決定，本書會是你很好的指引手冊。

——**埃立思科技創辦人暨執行長／Mark Ven 趙智凡**

往往我們習慣透過一連串的加法來打造理想生活，但在過程中卻發現難以達成，所以總是輕易就放棄，我們不是不夠努力，只是遺漏了比加法更重要的減法，試著整理大腦，就能讓改變生活這件事變得更加簡單。

——**極簡主義者／Nana Q**

在資訊爆炸的時代，我們經常會無意識地吸收沒必要、無法利用的資訊，當你有越來越多占空間的「檔案」時，大腦自然就會像電腦一樣，跑得越來越慢。那我們究竟要如何清理腦內的資訊？答案就在這本書裡！

本書作者用非常有邏輯且有系統的方式，歸納出「活用大腦」、「整理想法」的方式，一般來說，我們都會認為這是個抽象、難以實踐的概念，但本書將會顛覆你的認知，用實用的方法學帶給你滿滿的乾貨！」

——**佐編茶水間創辦人／Zoey 佐依**

這本書分享的清理大腦空間、大腦整理、情緒整理、價值觀整理，提供了非常完整和實際的方法與工具，讓我們能有效「檢查」自己的行為和想法，並提升解決問題的能力，推薦給喜歡效率生活、重視邏輯與實用主義的你！

——人氣 Youtuber 整理師／布蘭達與維尼

身處在每天資訊接收爆炸、面對無限多工專案的社群產業中，《讓思緒清晰、工作有條理的大腦整理習慣》堪稱是救贖啊！讓我從腦袋的混亂轟炸中解脫吧！

——只要有人社群顧問執行長／陳思傑

作者序

大腦也需要打掃

你曾為了尋找需要的東西，走進好幾年沒有打掃的房間或倉庫的經驗嗎？甚至你可能還不知道，自己要找的藏在這堆垃圾海的哪一處？這時候，你有何感想？應該覺得很煩躁吧！想把箱子一一翻開查看，但是又太花時間。只能邊嘆氣邊想著：「早知道就好好打掃了。」

為了解決這種困境，我們需要定期打掃。必須將垃圾和不需要的東西丟掉，要保存的物品則依照明確的準則進行分類。

整理可以使工作變簡單，並且提高效率。

全球最大的電子商務企業亞馬遜公司可以在倉庫配置機器人，也是因為有明確的倉庫整理規則才能夠讓機器人執行工作。

那麼，我們的大腦呢？大腦內部是眼睛看不到的空間，因此常常忘了需要清掃和整理。倘若，你經常忘記重要的事情、做事之前感到一片茫然、向上司報告時，因為缺乏條理而遭受指責……這就代表，你需要好好清理大腦了。

幾年前，我曾在某公司任職行銷人員，在我進公司六個月後，人事部長把我叫了過去。我這半年的工作態度和成果，讓社長決定提高我的年薪。當天，我的年薪立即被調高了十五%。不只我感到驚訝，連同事們聽到都訝異的直問我：「真的嗎？這怎麼可能？」

工作上我之所以能有如此斬獲，祕訣是從事這份工作時，我開始做一件事──「清理大腦」。我養成每天早上清掃和整理大腦的習慣。將所有待辦事項從A列到Z，製作思想的地圖。在一天展開工作前，將我要做的事情、別人要做的事情以及必須和別人一起做的事情區分好。

行銷人員的工作除了要處理公司指示的項目外，還要隨時回應客戶的要求，每天要處理的事項很雜又很多。

然而當我養成了整理大腦的習慣後，我不僅解決了席捲而來的待辦事項，甚至還有充裕的時間思考新方案。只要學會整理大腦，就能改變日常工作。讓原本看起來繁重的工作內容，變得既簡單又有效率。

而讓我驚訝的是，整理大腦不僅可以改變日常生活，甚至能改變人生。

許多就業多年的上班族，不知道自己想做什麼工作？要怎麼做想做的工作？剛準備就業的新鮮人也是如此，在不知道自己夢想是什麼的情況下選擇公司，進去後就會喜歡這份工作嗎？在職場上，若不能按照自己的想法做事，而是得看別人的臉色行事，以別人的想法作為主體來工作的話，那麼對工作必定會感到不滿，甚至產生這不是我想要的工作的念頭。

然而，若能好好整理大腦，我們就能清楚知道，自己真正想要的工作是什麼。讓思考焦點聚焦在「我」及「社會」上，並由此產生新的目標。然後就能下定決心是要繼續現在的工作，或是另闢新戰場。整理好思緒後，就算上司指派了不想做的工作，我們也會意識到這是為了達成目標的跳板，並產生堅持下去的力量。

清理大腦是活出自我人生的最大原動力。

將大腦整理好，還能消除恐懼。許多人下了決心卻不行動，是因為他們害怕行動。「選擇障礙」也是一樣。無法輕易做出選擇，是因為內心深處隱藏著「對做錯選擇的恐懼」。但是若將腦中想法整理好，就能感受到所謂的失敗，只是跨越到下一個階段的過程。

養成整理大腦的習慣後，你將發現日常生活和人生產生了變化，你會變得更相信自己，產生在逆境和苦難中堅持下去的力量。這麼一來，恐懼就會消失，而過去三分鐘熱度，看見挫折就退縮的自己，也將完全不同。

本書完整記載了我十多年來的生活和工作方式。並且集合我身為講師及思考教練所研讀及教學的所有內容。我不得不說，如果沒有大腦整理術，我也無法完成這本書，所以這本書也可算是整理大腦後，帶給我的收穫之一。

感謝那些信任我的人所給予的幫助，要不是他們，說不定我早就放棄了。感謝這兩年多來，為了達成彼此的夢想和目標而一起奔跑的「週三夢想聚會」的五位講師孫正皓、朴榮和、金恩淑、李書延、金民圭，因為你們的信任造就了現在的我。也要感謝和我約定好要一起走向夢想的張寒星講師和柳延正講師、從教育到企劃都完全信任我的可靠的朋友——阿里郎學院的文賢宇代表、我的心靈導師 Ericksonian NLP 心理研究所的鄭貴水代表，以及所有我愛的人。

最後，我要感謝總是在我身邊堅定地守護著我，每當我煩惱重要的問題時，總會笑著說：「反正你還是會照你的心意去做。」給我全然信任和愛的母親。

金炅祿

二〇一九年五月

Chapter 1

得丟掉的想法 vs. 要保存的想法

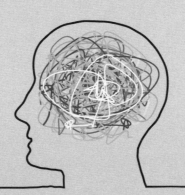

聽明的頭腦不如一枝鈍鉛筆

將複雜的想法分類

我們經常陷在想法的大海裡。上班的路上看到減肥食品的廣告，想著：「今天要開始減肥」；到了辦公室，瞄了一眼上司指派的工作，心想：「這要什麼時候才做得完？」……根據心理學家沙德·黑姆施泰特（Shad Helmstetter）博士所言，人類一天浮現的想法有五到六萬個。為何明明沒有健忘症，卻偶爾會忘記重要的日程呢？這便是大腦超過負荷的警訊。人類的頭腦並不是具備無限能力的超級電腦。累積太多不必要的想法，思考速度就會變慢，甚至還會發生錯誤。

我們來看看下面二位上班族的一天吧！

任職於企劃組的陳經理遇到了一件煩心的事。他負責教導一星期前進入公司的新進員工，但是他卻不知道要從哪裡開始教起。再加上，手上還有兩份這星期前必須要交出去的報告。照這樣下去，不僅教育訓練無法進行，報告也可能會無法順利交出去。他想起過去也曾經像這樣，因為好幾件事情擠在一起，導致報告做不好。一想到當時主管大發雷霆的樣子，他的壓力就排山倒海而來。

隔壁組的李經理也處於相同的情況。他也要負責教育新進員工，而且肯定也有好幾個必須要做的報告。但是，他的表情卻一派輕鬆，新人好像也忙碌地跟著學習。

只要是上班族，一定都曾經歷過這種情況。陳經理和李經理的差別在哪裡呢？就是遇到事情，有沒有習慣先整理想法。

想法會成為行動的地圖。擁有想法地圖的人不管處理什麼事情都很有效率。因為他確切地知道自己要做什麼，所以看起來很有自信。在某方面表現突出且工作能幹的人，大多都藏有整理想法的技巧。

擅長整理想法的人有兩個特點：

第一，活用工具。想法不寫下來，在腦袋裡就只是妄想而已。利用小筆記本或

app 等，整理昨天做過的事情和工作進度，然後依照進度規畫出今天要做的事情。

因為眼睛看不到想法，所以如果不記錄下來，即使只過了五分鐘，也很難記得自己剛才想了些什麼。光是將要做的事情寫下來，就能讓大腦產生針對該想法展開下一個想法的充裕空間。德國俗諺：「聰明的頭腦不如一枝鈍鉛筆。」就是在強調紀錄的重要。

第二，善於整理大腦的人會將想法分類。將要做的事情寫下來是整理大腦的第一個步驟，接下來，為了有系統地整理，我們需要「框架」（framework）。

如果說用來寫下想法的筆記本是眼睛看得到的工具，那麼，框架就是眼睛看不到的工具。假設，我們要寫一份關於自己的報告，試著把大腦中想到關於「我」的事件寫下來：

- 喜歡去美食餐廳。
- 喜歡閱讀。
- 無法長時間集中精神。
- 畢業於經營研究所。

・喜歡站在大家面前講話。
・目前從事專業講師的工作。
・擅長運用電腦。
・旅遊經驗豐富。
・喜歡運動。
・喜歡接觸數位產品。

在沒有分類準則、想到什麼就寫什麼的情況下，寫出三到四個之後想法就卡住了。這些寫好的東西，因為優點和缺點混在一起，不管怎麼看都是沒有整理的感覺。這次我們試著將整理好的內容，依照市場行銷中使用「SWOT分析」重新分類，如下圖，跟原本的相比，是不是看起來更讓人一目瞭然。

活用 SWOT 的範例	
優點（S）	・喜歡閱讀。 ・畢業於經營研究所。 ・目前從事專業講師的工作。
缺點（W）	・無法長時間集中注意力。
機會（O）	・喜歡站在大家面前講話。 ・擅長運用電腦。
威脅（T）	・目前從事專業講師的工作。 （是優點同時也是威脅）

用整理找答案

韓國朝鮮時代的學者丁若鏞，就是一位非常擅長整理想法的人。在被流放的十八年間，他寫了數百本書。即便身處數位產品發達且資訊共享的現代，要寫出一本書都很難，更何況在朝鮮時代，所有事都必須靠手和腦來處理。丁若鏞能創造如此驚人的功績，正是因為他善於整理大腦中的想法。

當時的君王正祖在陵墓進行了植樹工程。這個工程由八個城邑共同執行，耗時七年時間才完成。他想知道哪一個城邑種了最多樹，於是將城邑每次種樹時呈交的文件請人調出來，想不到文件數量多到連牛都拉不動。

A 城邑一年的植樹數量

	a 樹	b 樹	…	f 樹	g 樹	總計
1月	aaa	bbb	…	fff	ggg	xxxxxx
2月	aaa	bbb	…	fff	ggg	xxxxxx
…	…	…	…	…	…	…
12月	aaa	bbb	…	fff	ggg	xxxxxx
總計	xxxxxx	xxxxxx	…	xxxxxx	xxxxxx	xxxxxx

於是，他把丁若鏞叫來，命他整理這些文件。經過一番苦思後，丁若鏞開始製作表格。

他將八個城邑的文件依照年度各自整理成七張表格（如右頁圖）。五十六張表格整理好之後，他又針對這些表格重新修改了一次（見下圖）。

就這樣，更換分類的類別後，他只用一張表格就涵蓋了所有內容。大家有沒有發現，丁若鏞製作的表格相當眼熟。這是我們經常使用的形式，只要打開 Excel，就可以看到由行與列組成的表格。但丁若鏞身處在沒有這種想法工具的時代，憑著自己的能力找出分類的準則，然後將其視覺化。

在鄭珉教授所寫的《茶山先生的知識經營

所有城邑七年來的數量

	a 城邑	b 城邑	…	g 城邑	h 城邑	總計
第一年	aaaaaa	bbbbbb	…	ffffff	gggggg	xxxxxx
第二年	aaaaaa	bbbbbb	…	ffffff	gggggg	xxxxxx
…	…	…	…	…	…	…
第七年	aaaaaa	bbbbbb	…	ffffff	gggggg	xxxxxx
總計	aaaaaa	bbbbbb	…	ffffff	gggggg	xxxxxx

法》中這麼描述丁若鏞：

「他進行工作和處理事情的方式既明快又痛快。先依照需求設立目標。接著收集相關資料。明確地做出判斷之後，有效進行分類。然後將分類好的資料重新排列到統合過的系統裡。把工作分成好幾個部分，並且有條理地進行，一點錯誤也沒有。」

丁若鏞有著「明確的目標」。不建立目標，就無法將想法整理好。君主命丁若鏞整理文件，叫他找出哪個城邑種了最多樹，並且要求他將龐大資料整理成一本書的分量。於是他先收集資料，並依照準則分類。然後將分類過的資料重新排列，放進一張表格裡。

在職場上處理事情時也是一樣。不管是寫報告、提案或教導新進員工，沒有建立明確的目標，就會像前面提到的陳經理的故事一樣，處在一個承受著壓力卻拿不出成果的窘況裡。

○・一%的菁英

「我很了解自己」其實是錯覺

韓國教育電視台ＥＢＳ曾做過《○・一%的祕密》特輯，他們想找出全國高中成績排名前千分之一學生的祕密。他們集合了全國一百六十四所學校中排名前○・一%的八百名學生實施普查，為了進行比較，還請了七百名一般學生一起進行調查。

這些成績好的學生有什麼特別之處呢？是智力超群嗎？

調查結果打破了研究團隊的預期，兩組學生並沒有明顯的差異，智商也差不多。透過共一百一十六題的問卷調查題目分析了家庭環境等因素，還是找不到特殊事項。

於是研究團隊追加了一項調查。為了得知學業成績和記憶力的相關性，他們做了背誦測驗。研究者從兩組中隨機抽取五位學生，在七十五秒內隨機播放「鉛筆、釘子、足球」等二十五個沒有關聯性的單字。時間到後，請受試者寫下自認為記得的單字數量，然後再給他們三分鐘的時間，讓受試者將記得的單字寫在紙上。

結果，記得的單字數，兩組學生幾乎沒有差別。但是，預測自己記得的單字數量，五位一般學生全都預測失敗。其中一位學生認為自己可以答對十個單字，但實際上只記得四個。那麼，排名前〇．一％的學生又是怎樣的結果呢？五位學生中只有一位預測失敗，其餘全都準確地預測到了。

這意味著什麼呢？

韓國亞洲大學心理學系的金敬一教授說：

「這兩組學生的差異並不是記憶力本身，而是有沒有看出『自己可以做到什麼程度』的眼光。」

兩組學生的記憶力幾乎沒有差別。但是他們在「正確地認知自己知道的東西與不知道的東西」上卻不相同。這在心理學上稱為「後設認知」。

我們來看看很會讀書的學生們另一個祕密吧！韓國電視台KBS也曾和首爾大學

附設醫院一起針對好成績學生的祕訣製作特輯。首爾大學附設醫院的沈民燮教授說，很會讀書的人「具有優秀的執行力」。所謂執行力是指在做出某個決定或處理某件事情時，會收集各方面的資訊，並將其組織化，然後有系統地執行事情的能力。

執行力不好的人具有下列的特徵：第一，容易沒有計劃的衝動購物。第二，買東西的時候，花很多時間尋找已經分類好的物品。第三，雖然訂立了計劃，但是每次都失敗。第四，即使訂立目標也很容易放棄，或者訂立了不可能實現的目標。

節目製作團隊為了確認執行力的力量，對資優學生和一般學生，進行「漢諾塔」測驗。漢諾塔是可以評斷或培養執行力的簡單小遊戲。

遊戲總共有三根柱子，其中一根插著好幾個大小不同的圓盤。只要將所有的圓盤移動到另一根柱子上，遊戲就結束了。但是，一次只能移動一個圓盤，而且大的圓盤不能放在小圓盤上方，移動的次數越少越好。（見下頁圖）

資優學生依照規則玩遊戲，一下子就完成了。但是另一組學生移動的次數卻高出很多。接著，製作團隊詢問受試者如何解開測驗，一般學生回答：「開始進行後，一點想法也沒有，心情也逐漸變得急躁起來，於是就隨便亂做一通」。然而，資優生

「漢諾塔」遊戲

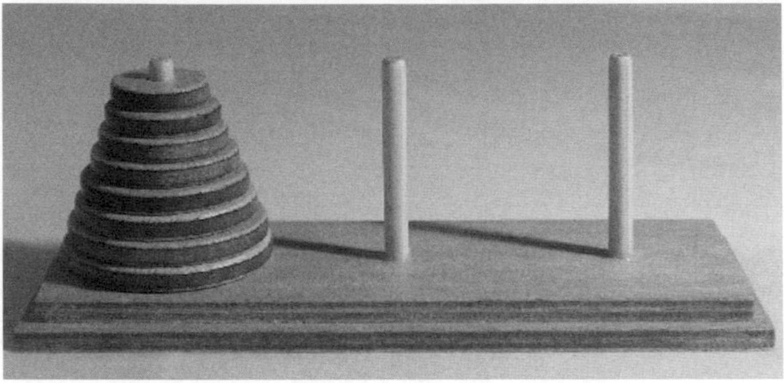

可以測試執行力的遊戲，必須依照規則移動圓盤。（照片出處：維基百科）

們的回答卻是：「剛開始不太知道怎麼做，後來試著思考接下來的步驟，很快就發現方法了。」也有學生說：「我先想好怎麼做才行動的。」

接下來實驗者將執行力測驗中獲得低分的學生和一般人為對象，進行為期兩周的訓練。兩周之後，他們會變得不一樣嗎？不擅長漢諾塔遊戲的學生們經過兩周的訓練之後，有很大的進步。

某位學生一開始在一百人的測驗中，排名第九十九，經過兩周的訓練，在第二次測驗中變成第一名。他甚至解開了漢諾塔遊戲中高難度的等級，他說：「最重要的事情好像是找出規則和制定計劃。」

擅長整理想法的人第一項特徵是高後設認知能力，他們能明確地區分出自己知道和不知道的事、自己做得到和做不到的事。第二項特徵是高執行力。他們在開始做某件事情的時候，會依照需求建立能夠實現的目標，然後創造專屬自己的模式來解決問題。當認知到自己的能力有所不足時，會去調查身邊的朋友或同事的能力，然後藉由他人的力量來解決問題，他們解決問題的能力也很優秀。第三項特徵是可以專注在自己正在做的事情上。成績好的學生，最厲害的能力就是專注力高。即使坐在座位上的時間一樣，如果無法集中精神，效率就會出現明顯的差異。

那麼，要怎麼培養集中精神做事的專注力、拓展後設認知能力、提升執行力呢？

首先，來看看要怎麼培養專注力吧！成功的人一天就能消化掉極大量的工作日程。看看那些企業家，每天都進行無數的會議，處理數不清的瑣事。然而，當他們參加會議或和別人談話時，通常都只專注在當下。相反地，一般人即便正和他人對話，腦袋裡也常常充滿繁雜的想法。

高階主管通常都有祕書。他們將所有的瑣事都交給祕書處理，自己只需要明確地思考和執行必須專注的事情就好。即使正和某人談話，只要到了需要移動至下一個場所的時間，祕書就會過來提醒。因此，他在與人交談時可以完全專注在談話之中。

那麼，沒有祕書可以使喚的我們該怎麼做才好呢？

我們必須採取將所有事情都明確地規畫好並事先決定好的方法。絕不可以毫無計劃地開始一天。在一天開始工作之前，整理大腦掌握好今天的日程和動線，將可以使用的時間區分出來，然後寫下每個時段要做的行動。可以的話，請利用手機的鬧鈴。如果處理完上午的工作之後必須要出外勤的話，在開始做上午的工作之前，要先設定好鬧鈴。將鬧鈴設定在出外勤的十分鐘前。這樣子在處理上午的工作時，就可以將關於出外勤的想法從腦海中清除，只專注在目前要處理的事情上，直到鬧鈴響為止。

為了管理好自我日程，必須養成規畫時間的習慣，並藉由遵守這個規畫，培養專注於當下的能力。「番茄鐘工作法」是一種訓練專注力的方法，就像設定好煮義大利麵的時間那樣，利用計時器，以工作二十五分鐘再休息五分鐘的模式執行工作。如果想在公司活用這個方法，只要在二十五分鐘的專注期間，使用耳機，就能防止別人妨礙自己專注了。

有系統管理進度的甘特圖

接下來，該怎麼做才能提升執行力呢？我建議大家可以玩玩漢諾塔遊戲，利用手機app，就能輕鬆下載喔！感受一下思考後再執行的不同。

想在實際工作中提升執行力，有一個方法是，要處裡一件事情時，將行動單位分成可分割的最小單位。大腦是以團塊的型態來記憶，這樣才能記得更多，但這種方式到了執行細節的階段時，常常因為缺乏計劃，導致事情不順利。此時，我們可以製作甘特圖（Gantt chart）。

甘特圖是由亨利．甘特（Henry Gantt）發展出來的，主要是活用於工程管理，但也可以運用在其他領域之中。例如：若兩個月後有個活動要舉行，我們可以將所有必要的準備過程細節化（見下頁圖）。

剛開始製作甘特圖時，大部分的人都會覺得困難。因此不需要一開始就想做得很完美，先將進行的事情中所有必要要素依照時間順序寫下來，然後分類。如同每個人的工作不一樣，甘特圖也會因為工作和使用者的不同而有不同的分類。雖然可以活用已有的分類標準，但是此時去培養如何將項目細分的能力也很重要。

第三，該怎麼做才能培養後設認知能力呢？排名前○．一%的學生為了確認自己能否了解，使用了好幾種方法。其中一種就是反覆確認答錯的問題，把不知道的事情弄懂。工作時也是如此，如果不懂得檢討或分析問題的話，就會持續犯同樣的錯誤。

甘特圖範例

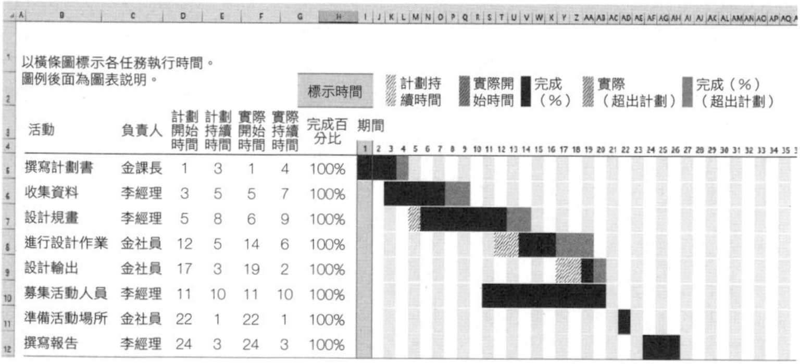

遇到似懂非懂的部分，試著像老師一樣，將那部分對其他人進行解說。經由這樣的過程，不僅可以理解原本不懂的地方，還能長久保留在記憶中。根據學習金字塔的理論，最好的學習方法就是互相說明。在排名前〇．一%的學生中有一位在自習時，不會只是獨自埋頭念書，當同學有不懂的問題來問他，他都很樂於協助。因為在說明難題的同時，他能學到更多，也可以確認自己是否了解。

認知心理學家常說：「世界上有兩種知識。第一種是覺得自己知道，但是無法說明的知識；第二種是覺得自己知道，而且還能向別人說明的知識。」

大家應該都有這樣的經驗，聽別人說明時，明明就覺得自己了解了，但等到真的要實際去做時，卻有種不知道該怎麼做的感覺。當我去上課進修時，也會產生「我也做得到」、「這沒什麼嘛」的想法，但是實際試過之後就會發現，這一切並不容易。

工作的時候，為了區分我做得到的工作及做不到的工作，需要持續練習了解認知的狀態。必須確認我今天早上建立的計劃是否能全部遵守，如果無法全部遵守，問題是什麼？每天都要確認不足之處，進行自我反饋。這樣才能漸漸區分出我做得到的事及尚且不足的事。

學習金字塔

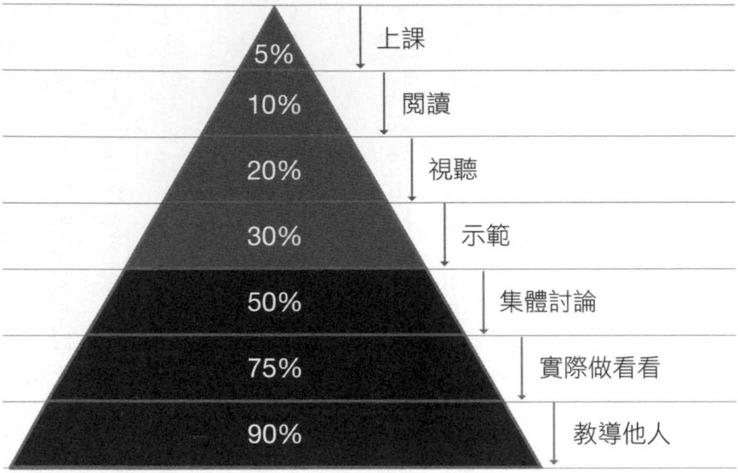

讓所學變長期記憶的方法

＊圖表出處：EBS〈Docuprime〉「為什麼我們要上大學？」

如果接受了某項工作，必須馬上確認我是否能做得到的話，請試著將接下來要做的三個行動依照順序寫下來。如果寫得出來，通常代表具有做得到的能力。

擅長整理想法的人並不是天生就具有特別的能力。詢問排名前〇．一％的學生，要他們從十六個選項中選出「讀書最重要的三件事」。票選出來的結果，第一是不斷的努力，第二是目標意識，第三是讀書習慣，而智力只名列在第九。

只要有意願提升自我，了解自己知道什麼，並努力培養計劃及建立模式的能力與習慣，任何人都能變得擅長整理大腦。

”大腦中妨礙行動的包袱“

人要如何改變？

最近我會固定收看《白種元的胡同餐館》這個電視節目，主持人白種元，協助餐館的老闆們發現經營餐廳的問題，老闆們的改變過程非常有趣，我以為白種元是個知識淵博的人，看了節目才知道，原來他是憑著超越知識的經驗，清楚知道「人要如何改變」的專家。

節目中有間「可樂餅店」，引起觀眾熱烈討論。這間店專門製作及販賣可樂餅和麻花甜甜圈，店面很狹窄且商品單價很高。因為老闆製作商品的時間太長，所以白種元要老闆練習加快製作速度。

可樂餅店老闆一天做了大約一百到二百個成品，但白種元認為以老闆的實力，製作速度並沒有提升太多，進而詢問為什麼不試著做更多呢？結果老闆開始找藉口：「即使做很多麵團也沒空間放」、「麵團熟成要花很多時間」、「太窄了」、「不管怎麼想都覺得不可能」。就這樣一邊說著藉口一邊替自己製造不想改變的理由。

我對這個片段印象十分深刻。我是一位思考教練，我不只是告訴大家思考的方法或如何整理想法而已，所有的整理都有一個不可或缺的過程，那就是「丟棄」。極簡主義崛起之後，很多人學習將家裡布置得更為簡單俐落。許多整理專家們也都認為「丟棄比布置更重要。」

頭腦內部也是一樣，我們腦中有許多要丟掉的包袱。負面情緒就是最典型的例子，「我做不到」的想法限制了個人思考和行動。

改變的邏輯階段

有一個我們必須知道的重要模型。那就是世界級的行動改變專家，羅伯特・迪爾茨（Robert Dilts）的思維邏輯層次（Neuro-Logical Levels）。迪爾茨主張人和組織的

思維邏輯層次

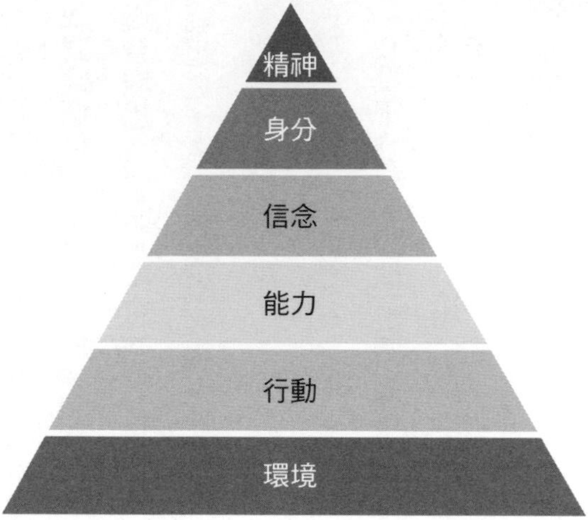

人和組織改變的六個邏輯階段

改變也具有邏輯階段。

根據他的說法，思維邏輯層次總共可分為六層。分別是環境、行動、能力、信念、身分（認同）、精神。下面的層次會影響上面的層次，處於某個環境中的我會決定自己的行動，反覆的行動會決定自己的能力。隨著能力累積及不斷地反覆而產生我相信的信念，當這個信念凝結成形，我是誰的「身分」就會被決定出來，然後跨越這個層次，到達更寬廣的世界，也就是進階到為他人奉獻的精神層次。

但是，從下面的層次到達上面的層次，需要很長的時間。對此，有人說這是「影響力不足」。而上面的層次支配著下面的層次。

舉例來說，假設我是一位學生，而今天是考試的前一天。現在的我應該要讀書才對，但是走進房間後，我發現房間非常髒亂。那麼，我會想從什麼事開始做起呢？一般人都會想打掃房間對吧？

於是我認真地打掃了兩個小時。然後坐在書桌前面。接下來我是否就認真讀書了呢？大部分的情況都不是。想要用功讀書的話，不管房間髒亂還是乾淨，都會直接坐在書桌前。

再次回到《白種元的胡同餐館》，白種元知道人要如何改變，我不知道他是透過學習還是自身的經驗得知的，但我猜可能是因為無數的經驗，使他本能地知道這件事。可樂餅店老闆是從哪一個層次進行辯解的呢？是環境層次。他總是說因為環境這樣、那樣，所以無法改變。

但是白種元是從能力的層次來發話。他本能地意識到，經由練習而具備能力的話，環境就會依照我的行動發生改變。事實上，要改變他人的信念是非常困難的事情，甚至連改變自己的信念都不是那麼容易。

在節目中，還有另一家魚料理店，這家店的老闆雖然是二代接班，但幾乎由他的母親獨自在經營。兒子雖然說會幫忙，但是說的和做的完全不一樣。

魚料理店和可樂餅店不同，食物本身沒有什麼大問題，整體的環境足以讓人改變行動。但是，問題在於兒子的能力，他根本什麼都不會。於是白種元勸勉兒子進行練習，讓他即使沒有媽媽協助也能經營下去。兒子也爽快地應允了他會練習，然而事後的行動卻完全不是這回事。

即便口頭上說會認真練習，並表露出自信心，但是練習量卻嚴重不足。不管白種元怎麼督促，他都無法跟上，於是他發現了對方的問題不在於能力，魚料理店的菜餚並不需要很厲害的技巧，是任何人都可以做出來的等級，但兒子卻做不到，那麼問題便是在比這個更上面的層次。

根據邏輯層次，比能力高的即是信念、身分。魚料理店的兒子在改變的過程中，時不時就露出不知道自己該不該繼續接班的煩惱，他的內心糾結著這麼年輕就要一直待在餐廳工作嗎？他對於這是不是他真心想做的事感到相當苦惱。

白種元看穿了問題的核心。於是建議他「真心誠意地去思考這件事」。最後，經過深思熟慮，魚料理店的兒子下定決心改變自己，以及對於該工作的認同。信念改變後，人的行動也開始變得不一樣了。他大清早就起來準備食材，並按照約定充分的練習，連表情都變得不一樣了。白種元怕他又變回原來的樣子，還叫他寫下承諾書，如果他再回到過去那樣，就要賠償損失。

要使身分和信念的層次改變是非常困難的事情。需要很長的時間或很大的刺激。即使感覺已經有所改變，最後還是有可能回到原點。也許是因為有許多觀眾關注、節目播放出去的壓力和相信自己的心意成為引爆裝置，魚料理店的兒子才能在這麼短的時間內就做出改變。

我們身邊常常有像可樂餅店或魚料理店老闆一樣的人。還沒練習就說不行，儘管有能力做到，但認為是不想要的工作，而只是被動地去行動。這個問題無論是在職場還是在學校都常常發生。讓怎麼做才能解決這樣的問題呢？我們藉由整理腦內想法找出答案。

想要改變行動、能力、信念以及身分的話，就必須了解自己。必須整理想法，釐清自己想要什麼，為了改變擬出清單，列出現在需要執行什麼事情，想法真的具有無限的力量。

丟掉大腦裡的垃圾

大腦創造出來的「妨礙者」

在日常生活中，你每天會說幾次「不行」？環顧四周，你會發現說出「這個不行」、「這個不可能啦」、「這個不是我該做的事情」的人比想像中的更多。當我內心不平靜或處於不安的情況時，也會習慣先說出負面的話。

在我成立一人公司，出來當講師後，我必須自己去找客源。如果我不工作，就不會有任何收入，自由工作者的工作不分晝夜，平日、周末的界線也逐漸消失。因此，每個瞬間我都能感覺到壓力。雖然每次都下定決心「要認真做才行」，但是只要一轉身，「好想躺平、什麼事都不想做」的念頭就會浮現。這種時候，心裡就會不斷地冒出負面的想法。負面的想法和情緒接踵而來時，就會陷入意志消沉的惡性循環中。

然而我所感覺到的負面情緒，真的是根據事實而發生的嗎？試著想像一下，平靜的星期日下午，你正在人煙稀少的湖邊享受假期。一邊看著夕陽，一邊讓船隨波漂流，正享受著幸福的時光，突然間，有東西從後方「咚」地一聲撞到船了。這時候你腦中浮現什麼想法呢？是不是覺得有人撞到你的船，於是你心裡一股氣起來，把頭轉過去看。

結果發現，那不過是根巨大的樹枝，漂流下來時撞到船了。你尷尬地笑了笑，彷彿什麼事都沒發生似的回歸平靜的狀態。

那麼，我們生氣的原因是什麼呢？

因為我們的腦中先冒出了一個想像，有人故意或不小心妨礙我們正在享受的幸福時光。然而，這只是想像，沒有人想要侵擾你。

我曾有過這樣的經歷，那是某個星期日上午。由於要做的事情太多了，我一大早就一邊寫書一邊工作。到了上午十點左右，突然傳來吵雜的施工聲。「怎麼會在大家都在家休息的星期日早上施工？」我雖然不悅，但心想施工作業應該很快就結束了，於是繼續忍耐。然而，聲音越來越大，過了兩個小時還沒有結束的跡象。我開始有點火大了，覺得這實在是太過分。

於是我立刻打電話到警衛室，質問管理員：「今天是星期天，這樣施工可以嗎？」然而對方的回答，讓我憤怒的情緒瞬間消失。他說已經有很多人打來警衛室詢問了，原來之所以會在星期日施工，是因為某一戶人家突然水管爆裂，不得已必須緊急搶修。聽完他的話，我所有憤怒都轉變為羞愧。

歸根究柢，我心裡的負面情緒是來自於某人想要故意傷害我的念頭。

想要整理大腦，必須要控制自己的情緒。當我們心情很好時，會覺得不管什麼事都能做得到；但在憂鬱狀態下，則會完全相反，此時試著想想，現在所感受到的情緒，是不是受到想像中創造出來的原因而產生的。我也曾有過好幾次這樣的經驗，當下的瞬間非常生氣，但是事情過後，卻發現根本沒什麼，那情緒連自己都覺得尷尬。

該怎麼做才能管理好情緒呢？

當你什麼事都不想做、滿腦子都是憂鬱想法時，請先走到戶外去吧！將腰桿打直、抬頭挺胸，望著天空，深吸一口氣。光是改變姿勢，就能使心情變得舒爽。試想，具有負面情緒的人是什麼樣貌呢？通常是看著地面，身體彎腰駝背吧！身體垂頭喪氣的姿勢，會讓產生負面的想法。

只要到屋頂看一下天空，就有助於管理情緒。當我們工作其間，感覺壓力太大時，不見得要走到戶外，轉換一下自己喜歡的姿勢，就能感覺心情瞬間變得不同。

但是，為了管理情緒而改變姿勢或環境的方法，只是暫時的處方。因為很容易做到，所以也很快就會重新回到負面情緒中。為了從根本上管理情緒，我們必須學習用不同視角來觀看現況。

有位男人因為暴力、竊盜等各種罪刑而入獄。這個男人有兩個兒子，身為罪犯的兒子，長大成人後，過著怎樣的生活呢？一個和爸爸一樣，做盡各種犯法的事。但另一個卻完全相反，從好學校畢業之後到好公司上班，並建立了幸福美滿的家庭。

有人問這兩個兒子：

「為什麼會過著這樣的人生呢？」

「我是看著我父親長大的，怎麼可能不過著這樣的人生？」

兩個人的回答一模一樣。

即便情況相同，也會有不同的想法和判斷。當公司的主管給予工作建議時，有人會認為是沒用的嘮叨話；也有人會當成是對自己有幫助的訊息。有意的對情況作出正面解釋是有幫助的。但也不建議一味地壓抑負面情緒，因為這麼做可能會引發更嚴重的情緒問題。如果對某件事產生負面情緒的話，請先冷靜地坐下來，試著問自己：

「我為什麼會感覺到負面情緒？」

大部分的情況是，自己對沒有發生的事情做了想像。面對負面情緒不要壓抑，請客觀地評斷狀況，確認那是不是值得自己這麼生氣的事情、有沒有變憂鬱的理由，如果發現答案是否定的，情緒就會找回平靜，彷彿什麼事情都沒發生。

假如實在很難用客觀的角度來看，請試著想想在相同的情況中，創造出不同結果的人。

我們的想法經常被定型，在相同的情況中，要對經歷到的事賦予意義時，大腦會不斷地給予相同的意義。當A狀況發生時，結果可能是B、C或D。若我覺得A狀況總是會形成B結果。那麼當我和發生C或D結果的人交談後，就能看見非B的選項。這樣一來，在處理情緒方面，就會更上一層樓。

管理憂鬱情緒的五種方法

想要管理情緒，藉由持之以恆的努力來培養強大的心理力量是一件很重要的事。我要介紹五種如何從憂鬱中跳脫出來，並使內心變得更強大的方法。

第一，寫日記。透過寫日記觀察自己，是一種從新的觀點觀察人生的方法，有助於調節情緒。關於寫日記，密蘇里大學心理學系的蘿拉・金（Laura King）教授，提出了一項實作任務，他要求所有的實驗參與者必須針對未來的希望和夢想進行寫作。在四天中，每天花二十分鐘寫下預計要完成的目標，且想像如果期望的目標全部都達成的話，未來會變成怎樣。這個任務結束之後，測試者發現參與者內心的幸福度增加，而且這種正面積極的效果還持續了好幾個星期。用什麼方式寫日記不重要，不管是實體筆記本或是利用數位工具都可以。

第二，表達感謝。無論是向他人傳達感謝，或是感謝自己，都能減少憂鬱的心情和不安感，具有使我們幸福的效果。正向心理學之父馬丁・賽里格曼（Martin Seligman）發現藉由寫下感謝的人與發生的事，可以使感謝的心意維持很久。如果內心陷入了憂鬱之中，請試著回想令人感謝的情況或感謝的人。如果每天早上都能以感謝日記開始的話，一整天都會感到幸福。

第三，運動。規律的運動可以消除緊張、不安和憂鬱的情緒。根據牛津大學的麥可‧阿吉利（Michael Argyle）教授所言，運動從許多方面使我們幸福。持續運動的人比宣稱因「太累」、「太忙」而沒時間運動的人還有自信、幸福且精神飽滿。在以長跑選手為對象的研究中，發現了跑者的愉悅感（runner's high）。慕尼黑工業大學的亨寧‧博可（Henning Boecker）博士以長跑選手為對象，實行了訓練前後心理情緒的測驗，並進行腦部電腦斷層攝影，以觀察跑步期間發生的化學變化。他發現跑完步的選手腦中分泌了大量的內啡肽。越能感受到強烈陶醉感的選手，腦中分泌的內啡肽就越多。沒必要強迫自己去做討厭的運動，只要找出適合自己、覺得有趣的運動來做即可，去尋找可以持續做下去的運動吧！

第四，回想幸福的記憶。當人陷入憂鬱的情緒中或感到憤怒時，光是回想幸福的事，就能帶來好心情。突然要回想幸福的事並不容易。這種時候，請製造專屬自己的「幸福物品」吧！

在旅行途中買下紀念品，就是為了儲存那幸福的瞬間，請試著一邊看著能連結回憶的物品，一邊回想當時的情緒吧！如果這物品是能隨身攜帶的就更好了。照片也好，書本也好，只屬於自己的特別物品也可以，將放在錢包裡隨身攜帶的幸福物品，偶爾拿出來看一下，回想當時的幸福情緒吧！

第五，試著冥想。許多成功人士都大力稱讚「冥想」的效果。事實上，北卡羅來納州立大學心理學系的芭芭拉．弗雷德里克森（Barbara Fredrickson）教授，針對每天花二十分鐘訓練冥想而獲得的效果進行了研究。在八周期間進行冥想訓練的參與者，不管是幸福、健康、關係的本質、共感能力、恢復力等方面都經歷了很大的變化。剛開始學習冥想時，連兩分鐘都會覺得很難熬，有其他人指引會比較有效果。若想嘗試看看的話，可以到 YouTube 上搜尋「冥想指引」，或利用和冥想有關的 app 來體驗也很有效果。冥想有很多種，不管你想進行哪一種都沒有關係，重要的是行動。找出適合自己的冥想，並試著持續做下去。

”尋找真我的心靈地圖“

我重視的價值是什麼？

前面說過想要整理大腦，首先必須管理負面情緒。接下來要「設定人生方向及目標」。確定了大方向下的目標後，每當要決定行動時，就不需要苦惱了，因為行動的標準已經設定好。

那麼，要怎麼做才能製作出我的心靈地圖呢？

製作心靈地圖的第一件事情是，區分出我所重視的價值。每個人重視的價值都不一樣。對某些人來說，比起自己的幸福，家人的幸福可以帶來更大的滿足感，但有些人追求的是充滿熱情與挑戰的生活，而不是安定。若不清楚自己重視的價值，等到必須做出決定時，就會感到混亂。

該怎麼做才能找出自身所重視的價值呢？首先要知道什麼是價值。

當我們賦予某個事物價值，就代表你認為該事物很重要。總而言之，所有我們珍惜的事物都可以稱為「價值」。當然，這裡必須將焦點放在人生中最珍視的事物。

價值可分為「目的價值」和「手段價值」兩種。若無法區分這兩種價值，就無法正確地知道自己想要的是什麼，而庸庸碌碌的生活。

當有人問「你認為最有價值的東西是什麼？」時，假設你的答案是「愛、家人、金錢」。這當中，什麼是目的價值？什麼是手段價值呢？目的價值就只有「愛」這一項。意思就是愛是追求的最終階段。那麼，為什麼家人和金錢是手段價值呢？因為如果再細問「家人能帶給你什麼？」，答案可能是：「愛、安定感、幸福。」到頭來，你認為最有價值的東西是愛、安定感、幸福。金錢也是一樣。金錢可以帶來自由、影響力、幫助他人的能力、安定感等。總而言之，手段價值就是用來得到我真正想要的東西的「工具」。

對A來說，體貼和奉獻是最重要的價值。於是，當他看到對社會發展做出貢獻並透過工作幫助人們的律師之後，深受感動，之後憑著極大的努力當上律師。用熱情為人們辯護的他，後來成為大型律師事務所的合夥人，甚至升上了公司最高職位。

在別人眼中看來，他是人生勝利組，但是A的內心卻變得逐漸憂鬱。因為成為最高負責人的他，負責管理公司和組織，直接面對及幫助客戶的事情變少，投入解決問題的時間變多。因為做著和自己期望價值不符的事情，所以無論成功與否，都無法滿足他。要訂定人生方向，就必須知道自己想要的生活樣貌。

仔細思考並寫下來

請寫下十個人生中你認為很重要的價值：

1. __________

2. __________

3. __________

4. __________

5. __________

6.

7.

8.

9.

10.

是不是比想像中還難寫呢？不用急著一次寫完，請冷靜地思考，想一想自己真心想要的是什麼？比起手段價值，最好是寫出目的價值。當然每個人重視的價值有可能會根據當下的狀況而變得不同，或是有意地使其改變。請務必真誠地想一想。

將重視的價值整理好後，就要開始確定人生的大方向。以價值為基礎來製作的人生地圖，就像前進時有導航協助。總而言之，想整理大腦，必須明確掌握到自己必須做的事情和想做的事情。接下來，則要針對人生中的七大重要領域寫下自己的目標。

進入下階段前的注意事項

1. 不要只用想的，直接寫下來

許多成功人士會把寫下目標的小小便條紙放在錢包裡隨身攜帶。比起內心的意志，小小的便條紙可以發揮更強大的力量。許多目標每次都因三分鐘熱度而告終，就是因為沒有明確地寫下來。

2. 放下「現實中根本不可能」的想法

試著天馬行空的去想像自己想要什麼能力？需要什麼物品？想一想自己真正需要的東西是什麼。不要因為考慮到「現實」而覺得「不可能」，那麼想的話，就很難改變。不要對現在具備的能力、別人的視線及可能性下判斷。並不是寫下目標之後，就要立刻要實現，也不要對可能不會發生的事感到害怕而猶豫。

3. 想得遠點、大點

如果保證一定能成功，我的人生想要做什麼呢？會讓你心跳加速的夢想是什麼呢？約翰・沃夫岡・馮・歌德（Johann Wolfgang von Goethe）曾說過一句話：「不要懷有渺小的夢想，它們無法打動人心。」想要實現遠大的夢想，可能必須要拋棄很多東西。若有不能放棄的事情，也請試著寫下來。

4. 正面積極地思考

建立目標時，請寫下正面積極的語言。例如：體重九十公斤的男人想要將體重減到八十公斤，比起說：「我要減十公斤！」，將目標改成：「我到○○時就會變成八十公斤！」會更好。同樣的，職場生活有問題時，比起寫下「我要解決職場生活的問題」，寫下「我會過著幸福的職場生活」對目標的實踐更有幫助。

5. 訂下自己，而非他人期待的目標

寫目標的時候，我們常常會寫出「應該要做的事」，而不是「真正想要做的事」。暫時放下家人、朋友、同事或社會標準創造出來的標準，根據前面確認過的自己真正想要的價值，訂下只屬於自己的目標，才是最重要的。

人生七大重要領域

現在，一邊記著注意事項，一邊按照人生中的七大重要領域寫出目標。分門別類來思考，將自己想要的想得更詳細。

我再次強調，寫出目標並不會產生任何問題，請想到什麼就填入什麼。但不可以寫一寫就不管注意事項。最後我們會將目標調整成符合現實的機會，所以請先暫時將內心產生的猶豫放下。如果真的想不到要寫什麼，可以利用項目底下提示的問題來進行思考。

財務

五年內想要賺多少錢？十年後想在怎樣的地方生活？你有想要擁有的車子嗎？你有必須償還的債務嗎？

1. ____________

2. ____________

3.
4.
5.
6.

生理

你認為自己的理想體重是多少？你對跑馬拉松或訓練柔軟度有興趣嗎？你想增強體力嗎？你覺得自己打扮後的外表，看起來如何？你想試著挑戰早起嗎？

1.
2.
3.
4.

5.

6.

自我開發

你覺得每天讀三十分鐘的書，對你有幫助嗎？你想試著取得新學位或學習技術嗎？你想學習不會的語言或取得專業領域的證書嗎？

1.

2.

3.

4.

5.

6.

家人

你覺得和家人共度更多的時光如何？你想和家人一起去旅行嗎？如果有小孩的話，試著挑戰戶外活動如何？你覺得和爸媽一起看電影是一件很棒的事嗎？如果父母住得遠，每隔多久探望他們最好？

1.
2.
3.
4.
5.
6.

心靈

你曾經想要研究某種宗教或信仰嗎？想去了解他們的志工服務活動嗎？想閱讀相

關書籍並研讀哲學之類的人文科學嗎？

1.

2.

3.

4.

5.

6.

人際關係

送個禮物給珍愛的人，你覺得如何？確認一下有沒有定期和好朋友見面，或建立新的人際關係、參加新的聚會？試著整理不重要的關係，也可以針對別人眼中的我進行思考。

1.

2.

3.

4.

5.

6.

工作

在思索前面六種令人苦惱的領域後，我想要的工作是什麼？有想做的事嗎？有想要創立的品牌嗎？在目前的公司中，有想要實現的業績嗎？想要做一輩子的事情是什麼？想要創造怎麼樣的經歷？有想要仿效的人嗎？

1.

2. ____

3. ____

4. ____

5. ____

6. ____

請藉由以上七種要素，想一想你想要什麼。如果一時間無法完成，之後也可找時間補齊。

選出最重要的十個目標

現在來進行下一個階段吧！以上七個要素各有六個目標，總共產生了四十二個目標。請試著從當中選出最重要的十個目標。

填寫目標的時候，也要在項目欄位寫下該目標是屬於哪一種要素。雖然寫下目標了，但是不知道什麼時候才會實現，因此也要訂定達成截止期限。

項目	目標	截止期限

現在只剩最後兩個步驟了。選定十個目標之後，接下來必須依照合適的標準適當地修改這些目標。

SMART目標設定法

目前的目標是在沒有任何限制之下寫出來的。為了讓這些目標真的可以實現，必須配合五個標準重新撰寫。

具體的

為什麼訂出來的目標需要具體（specific）呢?因為能被準確定義的目標可以發揮更加強大的力量。試著將你的目標修改成任何人看了都一目瞭然的樣子。

例：我要把英文學好。↓我的多益測驗要考到九百分。

可量化的

必須將目標設定成可測量的（measurable）。這樣在定期確認進度時，才會為了達成目標而努力不懈。還有，可量化的目標可以將目標細分，當你體驗到小小的成功之後，就不會輕言放棄。

例：我要減肥。↓減重十公斤，體脂降低至十三%。

例：我要擁有好身材。↓我要培養可以在一個小時之內跑十公里的體力。

可達成的

目標必須是可達成的（attainable）。當我們看到自己寫下的目標時，心裡或許會懷疑：「這些全部都能實現嗎？」現在就是將目標改成真的可以實現的時候了。遠大的目標可以讓我們變得很努力，但無法實現的目標卻會消除我們想要努力的欲望。試著將最終目標修改成六個月到一年內可以實現的。這並不是更換目標，而是將過大的目標分割成許多小目標，當十個小目標達成後，再產生下一個階段的新目標。至於太過簡單的目標，則需要重新思考想要實現的理由。

和我有關的

我們必須思考，訂定好的目標是否和我有關（relevant）？和自身重視的價值一致？是否符合我的人生任務和願景。如果不是自己真心想做的事，很容易一下子就厭倦了。

設定明確的期限

大家應該都有過這樣的經驗，做作業或要繳交什麼東西時，只要接近截止期限，專注力就會變得高。即使不是別人規定，而是自己訂定的也會有同樣的效果。因此，不要將目標的期限設定得太過寬鬆，也不要將所有目標的截止期限都設在六個月或一年後，請思考一下目標的優先順序，寫出明確的日期（time sensitive）。

重新列出修改過後的十個目標

項目	目標	截止期限

現在我們已經針對自己想要的方向設定好目標了。當我要決定做某件事時，已經有了所需的基準。光是這樣，就已經是做了一件很了不起的事情。現在剩最後一個步驟，必須確認我們想要的東西、想像的生活是否均衡。

人生的車輪

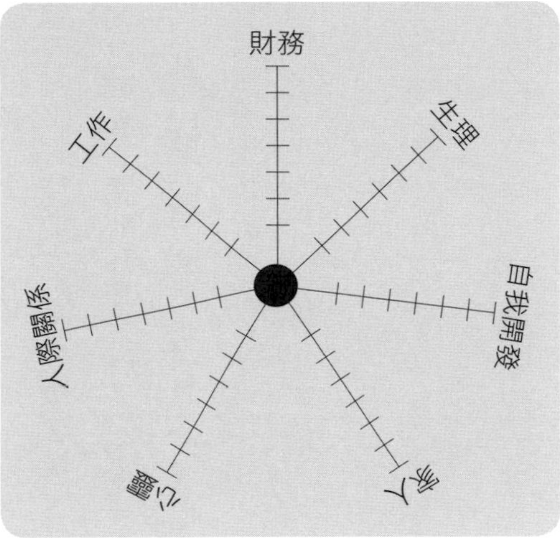

人生的車輪

在上面長得像車輪的圖表上，用點標示每個領域挑選出來的目標數量。然後用線將點連接起來。線圖越接近圓形，就表示越均衡。圓形的稜角越明顯，生活不均衡的可能性越大。雖然住很好的房子、開很好的車，但是有可能過著沒有樂趣、沒有朋友的人生。各領域能平均實現會有較大的幸福感。

曾有一位參加我課程的學員，想要辭職並嘗試新工作，但是一直無法下定決心。當他完成自己的人生車輪後，發現家人這個項目佔據的比重比其他項目都還要多。對他來說，比起為了未來而做的不安定挑戰，和家人共享的幸福、安定的日常生活更加重要。他以這個結果為基礎做調整，更加明確地了解自己必須放棄和必須選擇的部分，因而變得更加專注於目前的工作。

總而言之，整理大腦中的想法是所有行動的起點。想要在人生中，提高生產效率、體驗成功、達成目標，就一定需要「整理」。真誠地以「自我」為焦點進行思考，是非常困難的事，但是沒有任何事比這個更重要了，因此，就算要花時間，也希望大家試試看。

”無法說明就表示尚未理解“

比大象還重的老鼠

大家一定都參與過「無效會議」，開會的時間很長，卻沒什麼收穫。所有人都重複著相同的話，無法縮小爭議範圍。然而有邏輯的人卻能跳脫爭議，一下子就指出議題的重點與矛盾之處。試著想像一下，如果會議的主題是「老鼠、狗、大象，這三種動物誰最重？」所有都會回答「大象」吧！但要是有人的答案是老鼠呢？

大部分的人都會認為他是錯的吧！以常識來看，答案當然不對。然而換個角度來思考，若我們是將所有存在於地球上的老鼠、狗和大象的總重量來做比較呢？目前老鼠的數量多到狗或大象都無法與之相比，那麼「老鼠」或許就會是正確答案。

像這樣，能將結論與思考的根據連接起來，結果就能讓人理解，即使是像這樣荒誕無稽的主張，也絕對可以說這具有邏輯性。總而言之，所謂的邏輯性，並不是區分某個命題是真是假，而是對於自己主張的事情，能夠提出恰當的根據和事實，進而使對方接受的一種過程。

有邏輯的人具有的特徵

那麼，有邏輯的人具有怎樣的特徵呢？

第一，他們和人對話或參加會議時，會讓彼此的前提一致。

人們在對話時，會產生一種錯覺，認為自己知道的事情，對方應該也知道。但是深入對談後，會發現彼此思考的前提並不一樣。因此，為了確認自己的想法和對方的想法是否相同，他們會在過程中不斷地提出問題。

第二，以目標為中心思考。

當發生某個問題的時候，他們不會被情緒控制，而是明確地定義現況後，建立現況會變得如何的假說，然後計劃及實踐與該假說相對應的行動。在調查資料或跨越到下一個階段的同時，如果假說有任何不足之處，彼此會依照根據修改假說、調整下一個階段的計劃，為了解決問題及達成目標而採取有效的行動。

第三，為了使對方理解，他們會依照對方的資質說明，進而使對方接受。

阿爾伯特·愛因斯坦曾說過一句話：「如果無法向六歲小孩說明，就表示你未能理解。」能夠依照聽者的立場進行傳達的能力很重要。不管是多麼重要的對話，如果無法讓對方理解，就只是在浪費時間而已。因此，有邏輯的人在進行說明的時候，會用對方的語言、依照對方的資質來說明，進而使對方理解。在報告中塞了一堆艱深的專有名詞，讓人無法理解的話，絕對不是一份好的報告。

”有助於整理想法的工具“

怎樣的員工做更久

想法是眼睛看不到的大腦活動。因此，想要好好整理想法，就必須將想法變成眼睛看得到的東西。為了讓想法變得可見而使用的東西就是「工具」。在《國語辭典》中查找「工具」這個語詞時，會出現「工作時使用的器具總稱」或「比喻用以達到目的的一切事物」等解釋。

那麼，想要讓想法變得可見，需要怎樣的工具呢？

我們最常使用的工具就是筆。西元前四千年左右，古埃及人使用的「蘆葦筆」是人類最早的筆。讓想法變得可見的工具，以筆為起始，直到今日已經發展出各式各樣不同的種類。如今，許多人運用電腦和鍵盤書寫，效率大幅提升。隨著科技發展和時間推移，表達想法的工具將會持續地被發明並更有效率。

那麼，整理想法的工具有哪些種類呢？如果說讓想法變得可見的工具是「硬體」，那麼，整理想法的工具就是「軟體」。為了整理內心而寫下人生的目標，這個過程本身就是一種工具。還有，那些被稱為「框架」的，全部都是整理想法的工具。根據日本創意學會所言，世界上有超過四百個和想法有關的框架和發想法。

近年來聰明工作法興起，並逐漸超越框架，它是指活用各種數位應用程式，有效率地整理想法或資料。但是，即便有新的應用程式或方法，大部分的人還是會傾向使用既有的工具。

關於這個，賓州大學沃頓商學院的組織心理學教授亞當・格蘭特（Adam Grant）在其著作《反叛，改變世界的力量》（*Originals: How Non-Conformists Move the World*）中，介紹了經濟學家麥可・豪斯曼（Michael Housman）的研究。豪斯曼為了找出客服人員任職時間差異的原因，而進行了調查。他收集了在各種產業中服務的三萬多名客服人員的資料。豪斯曼在研究前預想，過去經常換工作的員工會比較快離職，但是調查結果卻不然，換工作的頻率和任職長短並無絕對關係。

而在他收集的資料中，有一題是關於這些員工工作時使用了何種瀏覽器的調查。本以為只會有個別喜好上的差異，不會有其他任何關聯。想不到，結果卻顯示，網頁瀏覽器使用「Firefox」或「Chrome」的員工，任職時間比使用「Internet Explorer」或「Safari」的員工還要長十五%。

豪斯曼認為這個結果或許只是巧合，又調查了員工缺勤資料和瀏覽器的關聯，結果一樣令人驚訝，使用 Firefox 或 Chrome 的員工，其缺勤率比使用 Internet Explorer 或 Safari 的員工還要低十九%。那工作績效又是如何呢？豪斯曼和研究團隊收集了員工的銷售業績、客戶滿意度、平均持續通話時間等超過三百萬項的資料再度分析，結果也都和瀏覽器有關聯。使用 Firefox 或 Chrome 的員工，銷售業績優良、平均通話時間短、客戶滿意度高，他們進公司九十天後達到的工作能力，使用 Internet Explorer 或 Safari 的員工要一百二十天後才能達到。

做得更長久、更認真踏實、能力更優異的原因，應該跟網頁瀏覽器無關，到底是什麼原因造成這樣的結果呢？

是因為 Firefox 或 Chrome 的使用者比較會操作電腦嗎？豪斯曼對此進行了進一步

研究。他對測試者進行電腦使用知識的測驗，測試他們是否熟知電腦鍵盤快捷鍵、是否具有軟體應用程式和硬體的相關知識、打字速度等。但是兩組群體之間並沒有明顯的差異。

那麼，差異到底是什麼？使這些員工有所差別的關鍵因素是，他們獲取瀏覽器的方法。電腦一買來，Windows 作業系統就已經內建 Internet Explorer，而 Mac 作業系統則是內建 Safari。客服人員中有三分之二的人都是使用內建的瀏覽器，他們不曾質疑是否有更好的選擇。但是，Firefox 或 Chrome 的使用者卻主動搜尋及下載自己想要的特定瀏覽器。他們不將就於使用原有的內建功能，而是發揮主導力量，尋找更好的選項。這種主導力量正是可以預測工作執行能力的線索。

使用內建瀏覽器的群體，也將同樣的處事方式應用在自己的工作上。他們依照公司訂定的方針工作。認為自己的職務是固定不變的，因此，只要對工作產生不滿，就會開始缺勤，最後走向離職。但是主動下載新瀏覽器的群體在處理工作時，會思考有沒有比現狀更好的方法。在不滿意的情況下，不會選擇放棄，而是想辦法扭轉情況。由於主動改善了自己的處境，因此他們沒有換工作的理由，他們用自己想要的方式重新創造了工作。然而，這樣的人並非多數。

整理想法也需要「斧頭」

不按照既定的方式去做，而是由自我主導並找出新的方法，這在各方面都很重要。說工具很重要也是基於類似的原因。如同砍伐樹木時，比起用空手挑戰，使用斧頭效率會大幅提升，雖然基礎工具本身有好處，但是一邊尋找更適合自己的工具，一邊創造出能夠解決我的問題的新能力更重要。

接下來，我要介紹六個有助於整理想法的工具，這些工具可分為「以思考為基礎的工具」和「以軟體為基礎的工具」。以思考為基礎的工具，其目的是學習思考的方法和規則，然後建立「思考的框架」。以軟體為基礎的工具則是運用數位軟體，以更快、更有效率的方法，呈現以思考為基礎工具的內容。

心智圖

即使是對整理想法的工具沒有興趣的人，也應該聽說過心智圖。我在課堂上問過學生，有九〇％以上的人都聽過且知道心智圖，然而使用過的人卻不到十％。

許多知名的企業家都很擅長使用心智圖，使用心智圖的人被稱為「Mind Mapper」，微軟的比爾．蓋茲（Bill Gates）就是經典代表人物。

心智圖是一九七〇年代由英國的東尼．博贊（Tony Buzan）所創。博贊就讀研究所後，越來越難跟上增加的學習量，於是對大腦如何接收知識產生好奇心。當時對於大腦的研究還不興盛，因此能獲取的資訊並不多，為了解決這個問題，他創立了新的發想法。

他認為自己現有的讀書方法是直線式思考，而我們過去習慣的思考方式和筆記方法並不適合大腦記憶資訊。現有的方式中有著怎樣的問題呢？請試著閱讀下段文字。

在以思考為基礎的工具中，有負責基本思考的心智圖、負責邏輯思考的邏輯樹、負責收斂思考的KJ法等；在以軟體為基礎的工具中，有數位心智圖軟體

X-MIND、數位筆記本 EVERNOTE、條列大綱軟體 Dynalist。彼此間具有不同的特性，必須要掌握每種工具不同的優點，才能有效率地進行使用。

這段文字是介紹整理想法的工具。因為是以整篇文字羅列的資訊，所以不容易分辨出核心關鍵字。關鍵字被其他語詞給掩蓋了。這對大腦的認知會造成妨礙，使大腦無法在核心概念中引發適當的聯想。而單調的筆記型式會讓大腦感到無聊，更難記住內容。那麼，如果將上述的內容改用心智圖來表達，會變成怎樣呢？

下面的心智圖，是不是讓人一目瞭然呢？

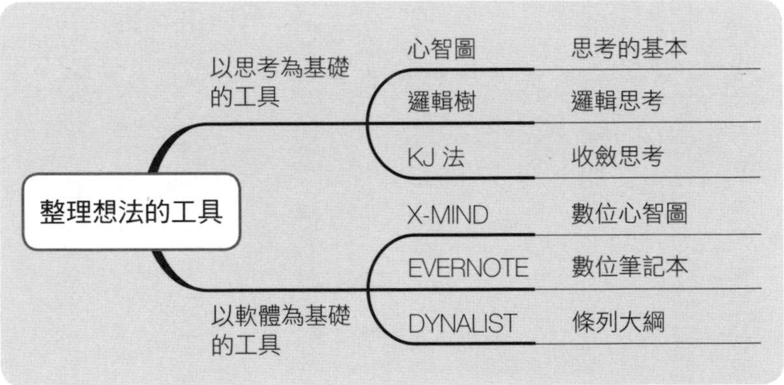

用心智圖來表達內容，一眼就能看出彼此間的關係。因為心智圖的結構和位於人類腦中的記憶結構相似，所以即使是結構複雜的資訊，也可以輕易表達及理解。

持續以心智圖的形態進行思考的話，在閱讀文章時，腦中會自動浮現這種架構。想要使用心智圖的話，該怎麼做才好呢？

只要理解下面幾項基本規則，我們就能輕易運用。

1. 確定心智圖的中心主題並放置於中央。如果想要增強記憶，可以用圖像來表達，或用顏色來強調重要的部分。

2. 從中心主題延伸出主幹，將具有關聯性的內容放置於主要主題。越靠近中心，主幹的線條要畫得越粗（見下圖）。

3. 將有關主要主題的內容以分支主題畫分出去。和主要主題、分支主題相同層級的內容，

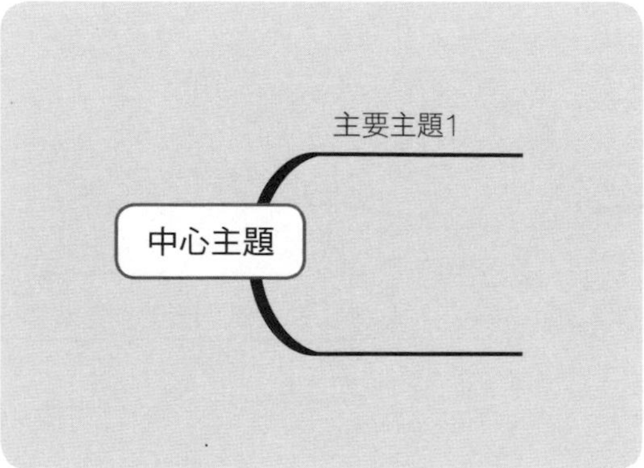

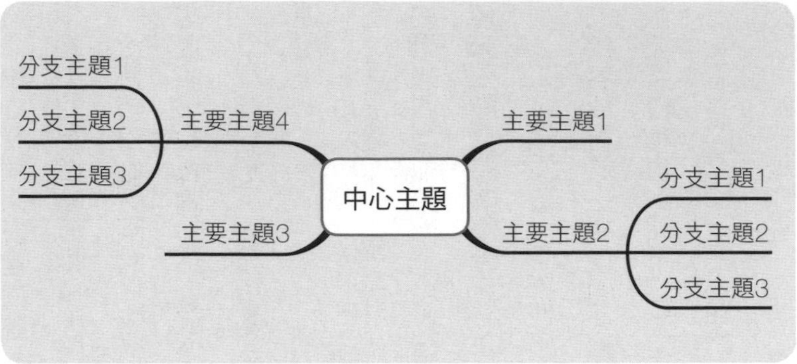

可用並列的方式擴充分支（見上圖）。

4. 即使是不相鄰的主題，如果有關連性，也可以使用相關的圖像來表達，或用箭頭來連接（見下圖）。

在數位軟體被開發出來前，心智圖都是利用

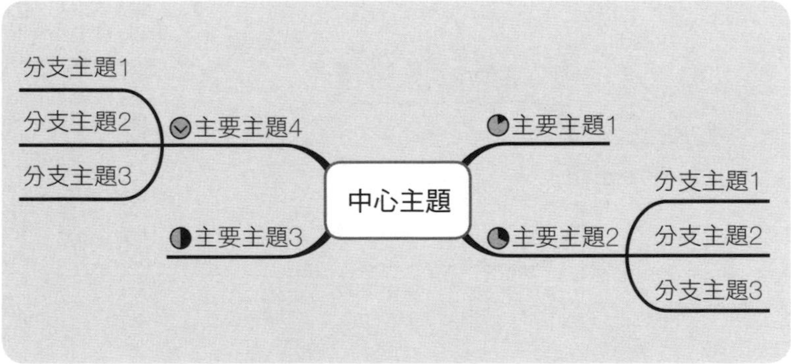

紙和筆來繪製。即使是現在，若是和學習有關的事，我還是推薦手繪心智圖。因為若想熟記在心，打字和手寫還是有所差異。但是，若在工作上需要整理大量的資料時，手繪心智圖有很大的缺點，內容一旦繪製完成，很難進行修改，必須畫得很好看也讓人很有壓力。還有，一頁之內可以繪製的量是固定的，繪製好的心智圖也不方便保存。因為這些缺點，導致心智圖不常被使用。也因為如此，各式各樣的數位心智圖被開發出來。

利用心智圖，基本上可以將想法進行分類，可以一邊思考原因、結果以及和主題的關聯性，一邊繪製內容。它可以使人自然地建立起邏輯性的思考。而且藉由連鎖效應，自然地找到有創意的想法。能持續使用心智圖的話，就會習慣性地以放射狀的形式來思考所有資訊。

數位心智圖軟體：X-Mind

數位心智圖軟體是彌補現有心智圖的缺點及應對瞬息萬變的環境而開發出來的產物。數位心智圖軟體只是盡可能將心智圖數位化，思考的方法或基本方式都和手繪心

X-Mind Zen 的組成畫面

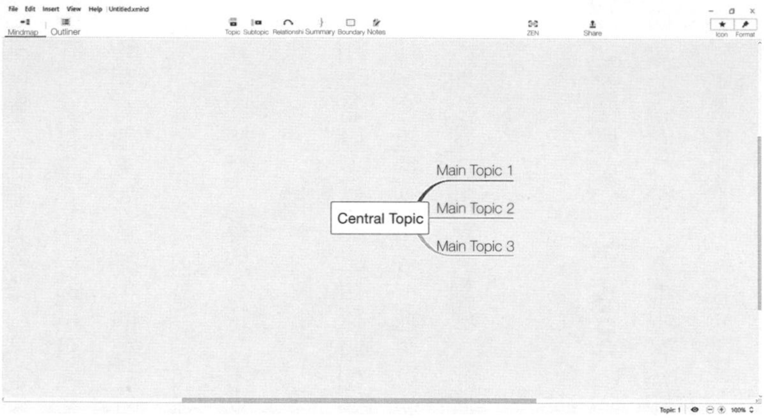

智圖沒有什麼不同。同時修改及保存都很容易，能快速繪製完成。在辦公室可以利用筆電，在外面可以利用手機，隨時隨地都能做，不會受場所限制。目前國內外已經有很多企業製作及發行數位心智圖軟體，只要依照自己的需求下載軟體使用即可。在書中，我介紹的是我正在使用的軟體「X-Mind」。

X-Mind於二〇〇八年問世，X-Mind可分成原本的「X-Mind 8」和最近發行的「X-Mind Zen」兩種。「X-Mind Zen」可於官方網站下載，即可使用。這兩種版本都有提供免費版，免費版的基本功能就很夠用了，如果使用過後想要增加更多功能的話，再轉換成付費版即可。

我之所以選用 X-Mind 的原因之一是軟體的裝置相容性。很多軟體都不支援 Mac 作業環境，只能在 Windows 系統上啟用，或只支援 PC 版、不能在手機上作業，因此使用不便。而此軟體則能支援所有裝置，不管在哪一種作業環境，都可以分享及編輯，同時 X-Mind 還能直接分享到我後面要介紹的工具「EVERNOTE」裡。我將這套系統應用於各個方面，像是創意發想、記錄授課內容、架構授課的邏輯等。因此，我所繪製的心智圖數量持續增加。為了管理這些圖，就需要跟 EVERNOTE 一樣的抽屜式工具，後面會再提到如何使用。

麥肯錫的邏輯樹

邏輯樹因為是世界級的管理顧問公司麥肯錫分析問題最常使用的工具，而變得有名。邏輯樹形態的思考方法能有效率解決工作問題，而且運用起來十分簡單，因此受到許多人愛用。所謂的邏輯樹，就像一棵樹一樣。從樹幹延伸出大樹枝，大樹枝再延伸出好幾個小樹枝。這種結構讓人一眼就能看出脈絡及表現出因果關係，所以相當有用。雖然看起來和心智圖有點類似，但是心智圖是自由地延伸出想法，邏輯樹的特徵則是藉由演繹和歸納的「邏輯構造」導出結論或找出證據。另外，邏輯樹的分支具有不重複且無遺漏的特徵，讓人可以掌握整體。

邏輯樹依照目的可分為三種。首先是「什麼（what）樹」。什麼樹是用來掌握主題的組成要素並將其整理成無遺漏且不重複，讓人一眼就能確認現況的組成要素，並同時掌

邏輯樹的基本型態

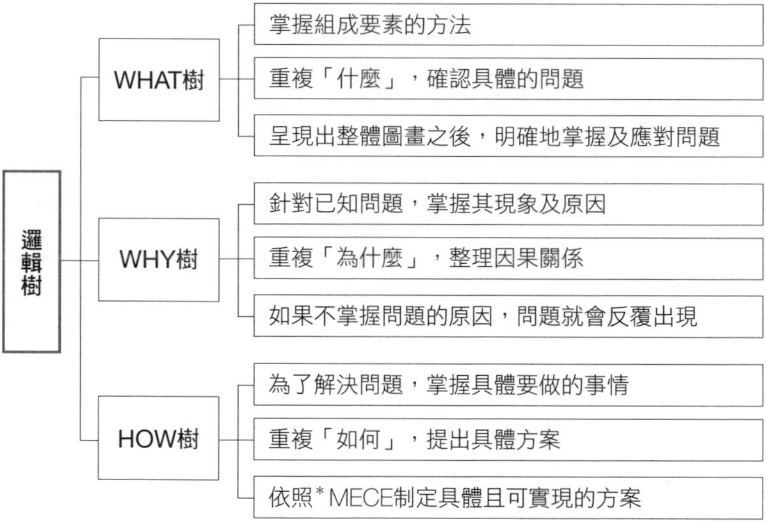
邏輯樹
WHAT樹
掌握組成要素的方法
重複「什麼」，確認具體的問題
呈現出整體圖畫之後，明確地掌握及應對問題
WHY樹
針對已知問題，掌握其現象及原因
重複「為什麼」，整理因果關係
如果不掌握問題的原因，問題就會反覆出現
HOW樹
為了解決問題，掌握具體要做的事情
重複「如何」，提出具體方案
依照＊MECE制定具體且可實現的方案

＊註：MECE是指彼此獨立，互無遺漏。

什麼樹的活用範例

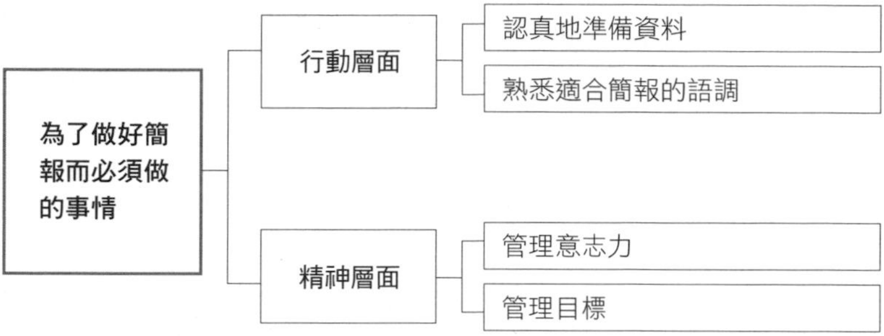

握問題出在哪裡。什麼樹可以分析像銷售之類的定量內容，也可以針對定性內容進行分析。

一起來看看上班族在準備重要簡報的時候，運用邏輯樹可以找出什麼樣的問題。想要做好簡報，必須準備什麼？

將為了做好簡報而必須做的事情分成行動層面和精神層面，就能使內容不重複且無遺漏。行動層面包含「認真地準備資料」和「熟悉適合簡報的語調」，精神層面包含「管理意志力」和「管理目標」（見上圖）。

接著是「為什麼（why）樹」。為什麼樹是用來掌握已知問題的現象及原因。是反覆針對一個問題點不斷地拋出「為什麼？」問句來找出答案的過程。如果是在停滯於表面現象的狀態下找

為什麼樹的活用範例

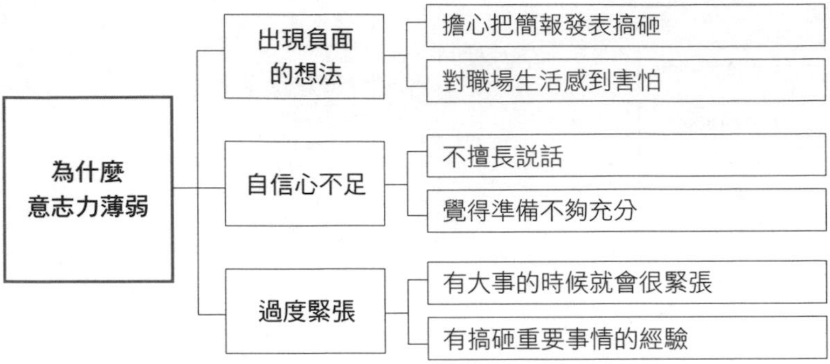

對策，問題就會不斷反覆出現。解決原因之後，解決問題的機率才會高。那麼，以前面在什麼樹中找到的「管理意志力」為例，試著針對管不住意志力的情況製作為什麼樹。

用為什麼樹寫出管不住意志力的原因，問題就會顯而易見。以「為什麼意志力薄弱？」為題，回答可能是「因為出現負面的想法」、「因為自信心不足」、「因為過度緊張」。假如詢問「為什麼會自信心不足？」，就可以發現「因為不擅長說話」、「因為覺得準備不夠充分」等原因。

最後是如何（how）樹。透過為什麼樹接近問題的原因之後，必須找出合適的解決方案。如何樹的形態是，在反覆提問「如

如何樹的活用範例

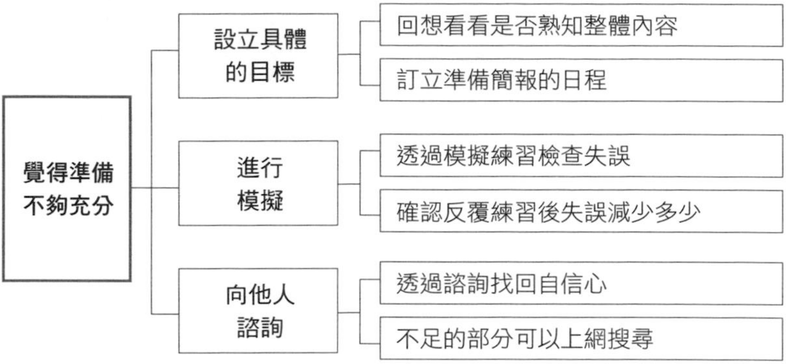
覺得準備不夠充分
設立具體的目標
回想看看是否熟知整體內容
訂立準備簡報的日程
進行模擬
透過模擬練習檢查失誤
確認反覆練習後失誤減少多少
向他人諮詢
透過諮詢找回自信心
不足的部分可以上網搜尋

何」的同時，找出具體且實際的方案。試著針對在為什麼樹中找到的自信心不足的原因之一「覺得準備不夠充分」這件事，找出解決方案吧！

如果是因為覺得準備不夠充分而使自信心下降的話，會有很多解決方案。可行的解決對策有：設立具體的目標、進行模擬練習以確認目前的準備狀態，或向他人諮詢、接受他人幫助等。

像這樣，依照什麼、為什麼、如何做的流程進行思考，就是活用邏輯樹來解決問題的好方法。利用什麼樹掌握問題是什麼、由怎樣的要素組成；接著藉由為什麼樹掌握問題發生的原因；最後透過如何樹找出解決問題的具體方案，這樣就能以有邏輯的順序創造出解決問題的對策。

使用便利貼的ＫＪ法

最後要介紹的以思考為基礎的工具是ＫＪ法。ＫＪ法是日本的文化人類學家川喜田二郎為了整理學術調查資料而研發出來的方法。韓國的文化心理學家金正雲教授曾經在某個電視演講中提到，自己在德國留學時，指導教授曾認為他的論文沒有自己的想法，於是他很好奇到底自己和其他德國學生的差異是什麼。他開始觀察德國學生，而後發現，同學們善於利用卡片整理研讀資料，這麼做對創造出專屬自己的新理論起了重要的作用。這種方式和ＫＪ法相當類似。

在就學或工作時，你可能已經在不知不覺中使用過好幾次ＫＪ法了。將點子寫在「便利貼」或便條紙上，接著再貼到更大的紙上，依照主題分成好幾個群組，然後找出新的突破點，這些方式都屬於ＫＪ法。如果能掌握這種思考方式的概念，就可以在活用數位工具或創造新知識的時候，得到很大的幫助。

ＫＪ法由下面四個步驟組成：

1. 隨時將針對某個主題取得的資訊或浮現的想法寫到卡片上。

2. 將收集到的卡片集合起來，按照自己的標準進行分類。可以將一個大群組重新分成小群組，也可以將許多小群組綁在一起成大群組。

3. 依照關聯性賦予群組順序。原因和結果依照時間順序排列，如果有意思相同的群組，就以並列的形式進行排列。

4. 從集合的卡片中選定作為想法起點的卡片之後，用一段文字將所有卡片上的內容連接起來。

ＫＪ法是典型的收斂式發想法。發想法可粗分為兩大類。一種是發散式，另一種是收斂式。如果說發散式發想法是像腦力激盪法那樣提出點子的話，那麼，收斂式發想法則是像ＫＪ法那樣，藉由分類及排列收集到的資料，發揮確定優先順序的作用。因為發散式發想法延伸到收斂式發想法是整理想法延伸到行動過程的核心，所以一定要理解ＫＪ法。

ＫＪ法可以像現有的方式那樣活用便利貼或便條紙，也可以使用數位軟體。將 PowerPoint 的投影片想成是一張卡片，收集內容之後，可以藉由「投影片瀏覽」模式，一邊移動一邊創造出新理論。

隨時都能打開來看的抽屜：EVERNOTE

EVERNOTE 是非常有名的數位筆記本軟體，只要到官網下載就可以使用。它就像是個有「想法的抽屜」，可以被靈活運用。只要按下滑鼠，就可以把在網路上搜尋到的資料，儲存到筆記本裡面；將收到的電子郵件傳送到自己的 EVERNOTE 裡，就可以對重要的電子郵件進行個別管理。它還可以和數位心智圖 X-mind 連動，所以也能把 X-mind 繪製的心智圖儲存到 EVERNOTE 中。

由於 X-mind 是依照檔案類型進行儲存，因此缺點就是要尋找資料時，必須將檔案一個一個打開。但是，如果分享到 EVERNOTE 的話，EVERNOTE 在儲存 X-mind 檔案的同時，會自動儲存成圖像、文字，使用者可以一次搜尋到所有資料。在付費版的軟體中，還可以搜尋圖像或ＰＤＦ檔的內容，就算是照片檔中的文字也可以。只要按一下滑鼠，就能找到想要的資料。

Dynalist 的基本開始畫面

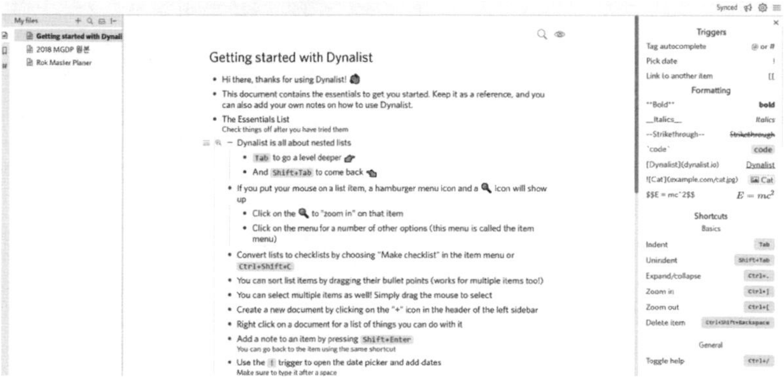

條列大綱軟體：Dynalist

條列大綱軟體透過「縮排」建立上下層級，是有助於撰寫文件的軟體。它和心智圖具有類相似的概念，但如果說心智圖是以放射狀思考來完成的話，那麼條列大綱就是直線式思考。不過這個軟體能以樹狀的形態區分出上下關係。使用方法非常簡單，也可以直接在網頁上啟用，非常方便。前面介紹的「X-mind Zen」在二〇一九最新更新版中，新增了條列大綱功能，由此可見這是多數人的需求。雖然「Workflowy」軟體似乎較多人使用，但 Dynalist 是使用過 Workflowy 的使用者彌補其缺點後製作出來的軟體，因此具備更多優點。以清單的形式管理日程，具有無法確認工作的關聯性、不斷增加的清單卻無法依照標準進行分類等缺點。使用Dynalist的話，則彌補了此缺點。

所有的數位軟體都在持續發展中，而且一個軟體就可以做出多種應用。因此，沒有辦法說某個特定的軟體是最好的。最重要的是找到適合自己的軟體並創造專屬自己的活用方法。前面所說的以思考為基礎的工具也是一樣，只要找出符合自己情況的工具，整理成專屬自己的專業知識，練習並習慣以此方式整理思緒，就能成為有效率的工作者。

”熟悉新技術的四個階段“

從無意識的無能到無意識的有能

「依照需求設立目標，接著收集相關資料，明確地做出判斷後，有效地進行分類，然後將分類好的資料重新排列到統合過的系統裡。」這一句就是整理想法的基本概念。

可能有人會問：「有這麼簡單嗎？」但是，所有的事情都是因為實行才發光，整理想法也是一樣。

目前為止，大家已經學習到了許多整理大腦的方式。但是，即使像這樣一邊閱讀一邊學習，也很難直接應用。那麼，學習是如何發生的呢？學習分成下列四個階段：

階段一：無意識的無能
階段二：有意識的無能
階段三：有意識的有能
階段四：無意識的有能

請想像有個人完全不知道心智圖的概念，這個人當然也不知道要如何使用心智圖。他現在即是處於階段一「無意識的無能」狀態。因為不知道某物存在於世界上，所以也不知道自己能使用它。就像小孩子不曾接觸過腳踏車，當然不知道騎車的方法，更不會有想騎腳踏車的念頭。

接著，這個人參加了公司舉辦的教育課程。講師介紹了心智圖，並且說下一堂課要透過數位心智圖進行如何使用心智圖的教學。現在他知道心智圖這個東西了，但還不知道要如何使用，這個狀態是「有意識的無能」。也就是雖然知道，但是不知道要怎麼做。這跟小孩子看到朋友騎腳踏車後，開始知道這東西，但是自己不知道要怎麼騎的狀態類似。

這個人透過教育課程學習了使用數位心智圖的方法，於是他開始使用心智圖。但是因為還不熟練，所以光是製作一張心智圖就需要花很多時間，而且為了使用功能，他必須將選單一個個點開來看，反而使工作時間變長，現在的狀態就是「有意識的有能」。雖然會使用心智圖，但是為了提高使用能力，必須有意識地集中注意力於每一個動作。如同小孩子剛學會騎腳踏車時，為了掌握平衡，必須全神貫注。

最後一個階段是，這個人已經很習慣使用數位心智圖了。快捷鍵全都背起來，不用思考，手指就能立刻按出需要的功能。不費吹灰之力就能畫出新的心智圖。這就是在無意識狀態下也能使用能力的階段。學騎腳踏車的小孩子透過練習，經過一段時間之後，不僅可以放手騎車，也可以一邊想事情一邊騎。這個狀態是「無意識的有能」。開車、打網球、使用電腦的能力等，全都是遵循這四種學習階段。

學習整理想法後效率竟變差

新學到的整理大腦的技術處於哪一個階段呢？雖然每個人都不同，但是對於初次認識的事物，可以想成是有意識的無能狀態。認識數位心智圖軟體並不代表馬上就能熟練地使用。如果才剛開始學習，就處於有意識的有能狀態的話，反而會使效率降低。必須透過練習進入無意識的有能，才有辦法提高效率，並達成我們期望的目標。

很多人認為只要學習某項新事物，生活就會立刻變得不同；只要學了一種整理想法的工具，工作就會馬上產生戲劇性的轉變。雖然大家都知道沒有人一開始就能把事情做好，但是心裡卻常常不這麼認為。

這世界上，絕對沒有一開始就很厲害的人，生活中偶爾會出現這樣的人，那只是因為他本身過去具有相似的經驗，以此為基礎而應用罷了。那是應用能力很優秀，並非對新的事物很擅長。

能力的變化從階段二「有意識的無能」狀態開始。只要認知到能力不足，就會需要學習，但是千萬不要在有意識的有能狀態中放棄。

學了心智圖後，因為覺得不方便、花費很多時間而重新回來原來的方式，事情就不會產生變化。如果透過練習和努力創造出有意識的有能後，產生了不足之處，就去尋找是否有能彌補的新工具。

能力不會說謊。練習看看吧！

進行意象訓練並親自動手做看看，這才是培養新能力的唯一方法。

Chapter 2

將整理好的想法，制定實踐計劃

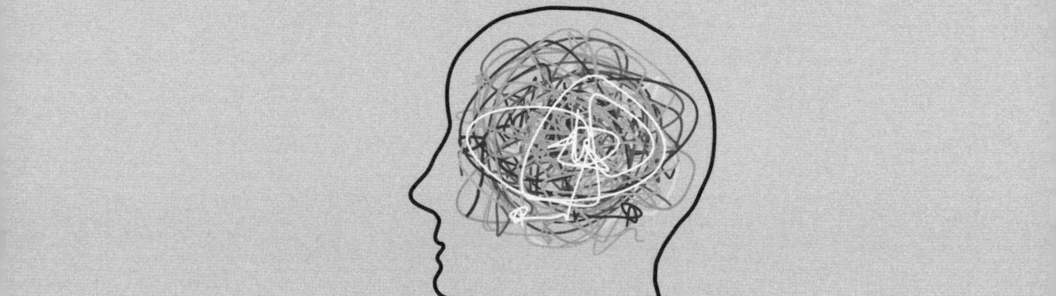

目標和妄想的差異

目標是制定與現況衝突的計劃

「今年一定要減肥」、「這次一定要把英文學好」、「一定要考取證照」、「試著一個人去旅行」、「一定要戒菸」……

每到新的一年，許多人都會在自媒體上寫下新年新目標。甚至還有一起訂立新年目標的小團體，書店裡，自我開發書籍增加；健身房裡，擠滿了下定決心要好好運動的人。

這種現象全世界都一樣，而另一個無關國籍的共同現象是，大部分的人都是三分鐘熱度。擠得水洩不通的健身房，兩三週後，人又會再次變少。在訂立新年目標的人當中，無法達成者八〇％。由此可見，所謂的實現目標是非常困難的。

不只是新年目標，計劃新事項的時候，放棄的人也比堅持的多。唯一值得慶幸的是，不是只有我這樣。因為很多人也都這樣，所以也不用太擔心。話雖如此，但人都具有想要達成目標的欲望，如果覺得不改變也沒關係的話，就這樣保持原狀當然無所謂，但是若想要達成新目標並邁向更好的生活，就必須知道無法達成目標的原因，並且尋找新的方法。

創造富蘭克林手帳（Franklin Planner）的富蘭克林柯維公司的共同創辦人海藍·史密斯（Hyrum Smith）曾說：「所謂的目標就是制定與現況衝突的計劃。」目標就如同幫助自己從現況中走到想要狀態的地圖。

如果地圖正確，就能輕鬆到達目的地。反之，地圖不正確的話，不僅需要辛苦找路，還可能到不了目的地。訂立目標，就等於具備了最新型的導航。

是目標還是妄想？

然而，為什麼我們明明訂立了目標，卻總是半途而廢呢？我個人喜歡把目標改換

目標	妄想
有明確的計劃	沒有明確的計劃
↓	↓
實踐計劃	無法實踐
↓	↓
體驗到小小的成功	總是待在原地
↓	↓
達成目標	無法達成目標
↓	↓
積極的狀態	**消極的狀態**

成「夢想」。為了實現夢想必須訂立目標，但是許多人訂下的「不是目標，是妄想」。

想要達成目標，需要有明確的計劃。藉由緩步實踐計劃體驗到小小的成功，累積這些小成功後，以積極的狀態往目標邁進。

相反的，無法達成目標的人幾乎沒有詳細的計劃。老是說要減肥、戒菸、考取資格證，但光說不練之下，這些終究是癡心妄想而已。

沒有計劃，就不知道該做

什麼，當然也就不會有任何行動。沒有發生任何變化之下，自然無法達成目標，而停留在消極的狀態。

韓國在二〇〇二年世界盃足球賽中，踢進了前四強，這表現連韓國人自己都感到意外。畢竟在世界盃足球賽開始的前一年，他們和法國的熱身賽中以五比零慘敗，接下來與捷克的熱身賽中也以五比零敗北。韓國媒體和球迷們的譴責聲浪蜂擁而至，但是總教練胡斯．希丁克（Guus Hiddink）卻不為所動，繼續朝自己計劃的目標前進。他甚至在節目中，說了以下這段話：

即使聽到批評的話語，也必須時時刻刻專注於目標。我們的目標是具備競爭力。我曾對韓國足球協會會長及經營團隊說：『這是我們要走的路。而且我能預想到這過程我們會走得搖搖晃晃。因為這條路有很多障礙物，但是我們會在路上學到很多。』

通往目標的道路絕對不平坦，會遇到無數的障礙，尤其要實現遠大的目標，更是難上加難。但只要按照明確的計劃，累積每一個小小的成功，就能成功到達。

”無法達標的關鍵“

曼陀羅計劃表

日本棒球投手大谷翔平，被稱作是在漫畫中才會看到的怪物選手。他不但能投出球速一百六十公里的球，打擊能力也很優秀，曾擊出多次全壘打，可說是完美的選手。一九九四年出生的他，才二十多歲而已，高中一畢業就獲得八大球團第一指名，目前仍持續在創造歷史。

對大谷感興趣的日本傳媒很好奇他實現目標的方式，於是跑去訪問他高中時期的棒球教練：「您是怎麼將大谷培育成如此偉大的選手呢？」教練這樣回答：「我本身不是偉大的選手，也不知道把球投成球速一百六十公里的方法。但是，我可以告訴你，大谷為了實現目標，是如何思考及建立計劃的。」

大谷翔平運用了「曼陀羅計劃表」，藉由建立具體且縝密的計劃，一步步地靠近自己要達成的目標，並將目標變為現實。

曼陀羅計劃表是由日本設計師金泉浩晃所創，他從佛教的曼陀羅圖中得到靈感。曼陀羅計劃表總共由八十一個方格組成。將想要達成的目標填入正中央，並在周圍的八個方格內寫下達成目標的必要項目。然後將這八個項目移動到圍繞在外的其他八個大方格的中心。接著將達成中心項目的具體行動填入方格。（見下頁圖）

據說，大谷翔平還透過曼陀羅計劃表，計劃及實踐了運氣、心志、人品等目標。他相信運氣也可以透過努力創造出來。

曼陀羅計劃表看似簡單，卻有很多優點。它可以將達成目標的詳細方法整理成一個頁面，並利用想要填滿方格的心理，激發出新的想法。另外，它和邏輯樹一樣是由中心往外延伸，是具有邏輯的思維。

我相當推薦大家活用曼陀羅計劃表來設定目標。但在製作曼陀羅計劃表前，必須先透過無法達成目標的原因，來學習如何訂立可實行的目標，否則會很難設定計劃。

曼陀羅計劃表的活用範例

身體保養	吃營養品	FSQ 90公斤	改善踏步	強化軀幹	保持軸心不晃動	製造角度	把球從上往下壓	強化手腕
柔軟性	鍛鍊體格	RSQ 130公斤	穩定放球點	控球	消除不安感	不過度用力	球質	用下半身主導
體力	擴展身體可動範圍	吃飯 早上三碗 晚上七碗	強化下半身	身體不要開掉	控制心理狀況	放球點往前	提高球的轉速	身體可動範圍
設立明確的目標	不要忽喜忽憂	頭腦要冷靜 內心要炙熱	鍛鍊體格	控球	球質	順著軸心旋轉	強化下半身	增加體重
加強危機應變能力	心志	不要受到氣氛影響	心志	獲得八大球團第一指名	球速160公里	強化軀幹	球速160公里	強化肩膀力道
心情不要起伏不定	對勝利執著	體諒隊友	人品	運氣	變化球	擴展身體可動範圍	練習傳接直球	增加投球數
感性	成為受大家喜愛的人	計劃性	打招呼	撿垃圾	打掃房間	增加拿到好球數的球種	完成指叉球	滑球的球質
體貼	人品	感謝	珍惜球具	運氣	對裁判的態度	緩慢且有落差的曲球	變化球	針對左打者的決勝球
禮貌	成為受大家信任的人	持之以恆	正面思考	成為受大家支持的人	閱讀書籍	用投直球的方式投球	讓球從好球區跑到壞球區的控球力	想像球的行進深度

失敗的關鍵

1. 沒有建立具體計劃

我們在前面學習整理大腦時，提過「SMART目標設定法」。我必須再次強調，SMART法則中的第一個原則「S」（specific，具體的）很重要。

現在我們重新回到新年目標。有一個上班族訂立了「我今年要把英文學好」的目標。那麼，接下來該怎麼做呢？請試著將學習英文這件事重新細分吧！學習英文可分成聽力、寫作、閱讀、口說。不然也可以依照多益、托福、雅思等考試來區分。

這位上班族想要學好的英文，究竟是這當中的哪一種呢？

這樣一提，說不定他的腦中，根本搞不清楚自己要學哪一種。但是沒有想清楚，便難以建立具體計劃。假如這個人想要的目標是考多益，他就不需要花時間在寫作跟口說上。只要學習多益注重的文法、閱讀、聽力，就能有效率地達成想要的目標。但是，如果他想要的不是多益成績，而是增進口語會話實力的話，建立計劃的步驟就會完全不一樣。將目標具體化及明確地說出想要達成的成果相當重要。

如果新年目標是「增加閱讀量」的話，很容易變成妄想，這種妄想最後都會因三分鐘熱度而告終。想在新的一年增加閱讀量的話，必須將目標改成：「一個月要讀兩本以上的書」。

如同大谷翔平為了達成目標而製作曼陀羅計劃表一樣，建立具體的計劃非常重要。並不是訂立好一個月要讀兩本書之後就結束了，請事先將上半年六個月期間要讀的書列成清單。可以的話，請直接把書買好，以確保可以順利達成。若希望多益考試超過九百分的話，要先取得成功之人的經驗，如：需要什麼東西？要去哪間補習班？如何學習等，然後再仔細地建立計劃。

妄想	具體的目標
我今年要把英文學好。	多益超過九百分。 具備可以和外國人對話五分鐘以上的實力。 讀懂三本以上的英文原文書。
我今年要增加閱讀量。	一個月要讀兩本以上的書。 閱讀三十本市場行銷領域的書。 每天晚上要有三十分鐘的讀書時間。

2. 不清楚自己的現況

要將目標細節化及具體化得明確知道自己所處的現況。每個人的一天都是二十四小時、一千四百四十分鐘，為什麼有些人可以獲得了不起的成就，有些人卻無法，其中的差異是什麼呢？

無法達成目標的人有一個共同的特徵，他們會誤認為成果近在咫尺。假設自己想要的理想狀況是階段十，明明目前還處於階段一、二，卻會認為自己可以在短期間內來到階段八、九。

成功人士敘述自己人生故事的演講中，往往在簡短的一兩個小時內就能說完。要在有限的時間裡探究成功人生是非常困難的事。因此，他們的演講內容主要都是從極其艱辛的時期開始回憶，接著敘述幾個重要事件，然後就來到現在。他們從階段一、二開始，省略中間的階段，直接跨越到階段八、九。然而，他們戰勝那段令人痛苦不堪的階段三到七，才是重點所在。

不可能沒有經歷中間階段就跨越到後面，但是聽者卻無法體認到中間階段的痛苦。認清自己所處的階段吧！假如我處於階段二，接下來絕對不是階段五，而是階段三。然後是階段四、階段五，必須按照順序往上走。然而，多數人從階段二走到階段三時，看到自己雖然努力了，但情況還達不到預期，因而感到挫折，認為「我做不到」就放棄了。

想要以直線爬過陡峭的山坡當然辛苦，肯定會想要放棄。但是如果沿著環山步道走，縱使要多花時間，也能在不知不覺中逐漸接近山頂。人們高估了一年的力量，卻低估了十年、二十年的力量。即使感受不到為了達成目標而前進的那一瞬間的變化，但只要默默走下去，當某個瞬間回頭看的時候，就能感覺到巨大的變化就在我們面前。

幾年前的冬天，我曾經參加「旅行大學」的活動。旅行大學是一個以旅行為職業的人聚在一起後創立的教育團體。在為期三個月的期間內，有不同專業的導師進行演說，學員們也一同設計了多種豐富多元的企劃。對我來說，這是一個和為了實現夢想而默默地前行的人，進行交流的珍貴時光。我常想：

「這些正做著自己想做的事情的人、為實現夢想而活的人，過程中難道不會感到不安和吃力嗎？」

活動中只要一有機會，我就會拿這個問題問他們。想不到所有人的答案都一樣，即便再怎麼正面積極的朝著夢想前進，仍然每天都會感到不安和吃力。但儘管如此，做著現在正在做的事情，讓他們覺得很幸福，他們對於能創造自己想要的人生，十分自豪。為了達成目標，不管是誰都必須忍受既孤單又艱苦的時間，往前走的路不是只有我們會感到辛苦。

3. 束縛自我的完美主義

無法達成目標的第三個原因是：完美主義。

現代人被無數的事情所圍繞，各種必須解決的問題同時出現在眼前。身為學生時，有學業成績、社交活動、外語分數、實習、志工服務……任何一項都不能輕易放棄的事情；畢業後成為上班族更慘，有企劃、報告、工作會議、自我開發、晉升考試等。

如果每天這麼多事都想要做到十全十美，那麼一定會覺得很痛苦吧！試想，隔天要考三個科目，為了完美準備其中一科已精疲力盡，哪有辦法再準備其他的。

如果必須在短時間內解決好幾個目標，那麼就必須放下想將事情做到十全十美的想法，先以八〇%的完成度做完所有的目標。與其一個科目得到九十分，其餘兩科各得到五十分，不如三個科目都得到八十分，還比較有效率。這是不用做到筋疲力盡也能達成目標的祕訣。

能活下來的，是持之以恆的人，而不是一次就燃燒殆盡的人。當然，必須達到百分之一百二十成果的時刻肯定會到來，到時候就利用這段期間儲存的能量盡全力衝刺，而現在只要解決目前的課題就好。

現在，我們已經知道三種無法達成目標的原因了。剩下最重要的一件，就是行動。整理想法並建立詳細的計劃，就是為了「行動」。如果能掌握自己的現況，詳細地規畫目標，並且了解必須要做的第一個行動的話，就已經達成一半了。其餘的一半來自於執行。

一定要記得，光是做出第一個行動，就已然得到踏向成功的墊腳石。

”村上春樹每天都在同一時間就寢“

儀式的重要

每天都在固定的時間起床、問候心愛的人睡得好不好並說聲早安、上班的路上到咖啡店喝杯拿鐵……你也有像這樣每天反覆進行的行動嗎？這就叫做儀式（ritual）。為什麼要關注這種日常且反覆的行動呢？因為這個反覆的動作會對人達成目標及創意帶來無數的影響。

ritual 這個單字是指儀式或例行程序，它有多種解釋，作為精神分析用語則可解釋為「形成固定模式或強迫性的反覆行動」。我認為儀式是產生創意想法和達成目標的必要核心因素。

為什麼這麼說呢？成功指揮並逮捕奧薩瑪・賓・拉登（Osama bin Laden）的海軍

上將威廉·麥克雷文（William McRaven），在德克薩斯大學奧斯汀分校的畢業典禮上說了以下這段話：

「如果你每天早上把床鋪整理好，就等於達成那天的第一項任務。這會帶給你小小的成就感，然後成為完成下一項任務的勇氣。到了一天結束的時候，你會發現早上完成的那一項簡單任務，會使你接下來能完成許多其他任務。在這樣的過程中，我們明白了一件事：這種人生中的小事有多麼重要。」

在一本關於習慣和成功的書《人生勝利聖經》（*Tools of Titans*）中，作者提摩西·費里斯（Tim Ferriss）轉述了最厲害的網路行銷大師諾亞·卡甘（Noah Kagan）的話：

「請把握時間，在三分鐘內把床鋪整理好。要是超過這個時間，你做沒幾天就會放棄了。」

順帶一提，聽說卡甘連去飯店住宿都會親自整理床鋪。許多成功人士都有像這樣如同儀式般的行動。日本知名作家村上春樹，每天固定凌晨四點起床，接著連續寫作

五、六個小時，下午則用來跑步或游泳、讀書、聽音樂。然後晚上九點上床睡覺。

他在二〇〇四年美國文藝雜誌《巴黎評論》（*The Paris Review*）的訪談中提到：

「我每天反覆這種習慣，不曾改變。就這樣，反覆本身變成了重要的事情。反覆是一種催眠，在反覆的過程中，我彷彿被催眠似的達到更深遠的精神狀態。在完成一本小說的那段時間內，為了維持這種反覆性的習慣，必須有一定程度的精神修練，體力和藝術敏感度皆為必要。」

村上是寫出《海邊的卡夫卡》、《1Q84》等知名小說的作家。對他來說，這種以自我為中心的日程表有著不容許社交生活的缺點。但是他確信，在他的生活中，絕不可等閒視之的關係就是和讀者的關係，他認為：

「只要我發表的新作品比前一個作品更好，讀者就不會在乎我以怎樣的方式生活。身為小說家的我的義務，以及我必須最重視的東西，不就是這個嗎？」

他具有的儀式，是以小說家的身分適合自己寫作的行動模式。然後，一輩子遵守，並且達到他本人最想實現的重要目標。

那麼一般人具有怎樣的儀式呢？或許你沒有意識到，但其實每個人或多或少都有屬於自己的儀式。幾年前我在咖啡廳上班的時候，有一位常客每天早上都在同一個時間來買「冰摩卡」。這位客人是一位年輕的上班族，夏天天氣炎熱，喝冰飲是理所當然的事，但即使是冬天，他還是一樣點冰摩卡。我很好奇為什麼即使天氣變冷，他還是喝冰的。

有一天機會來了，我問他：「為什麼天氣這麼冷，你還點冰的飲料呢？」聽到我的問題，他一時之間感到有點不知所措，頓了一下才回答：「其實沒有什麼特別的原因，只是每天早上喝杯冰摩卡，才會有種一天即將開始的感覺。」當時我並沒有深入思考原由，直到今日，我才深刻地感受到，這是專屬他的生活儀式。

創造專屬儀式

了解儀式後，我很好奇，人們是否能有意地創造正面積極儀式呢？直到聽了許多成功人士親身經驗後，我才發現原來這是行得通的。但是即便是從意識層面努力創造正面積極的儀式時，也一定會有三分鐘熱度的問題。

想要有意地創造出好的儀式，得從想要變成什麼樣子的心開始。是想要早起寫作？還是想要用減醣的方式來減肥？每個人想要的都不一樣。儘管如此，並不是所有我做的行動都要想成是儀式。只要將儀式想成是為了實現想做的事情而將身心塑造成適當狀態的小小行動即可。

舉例來說，如果想要早起寫作，早上起床之後，為了徹底清醒，立刻倒一杯咖啡，然後坐到書桌前面享受悠閒的時光，這樣的行動是我為了做到我想要的寫作而創造出來的儀式。

如何創造出有效的儀式？

1. 將小單位的行動變成儀式

儀式是促成行動的鑰匙，扮演著打開那扇門的角色，但無法保證打開門進去之後發生的事情。很有可能雖然開始寫作了，但是寫得並不順利；或是雖然想讀書，但是無法集中精神的狀況。不過，只要開始並反覆行動，就能創造出心中想要的結果。

2. 為了找到適合的儀式，需要反覆嘗試

每個人的個性都不同，必須要找到適合自己，並想要行動的儀式。可以間接體驗及應用他人的方法，然後根據自己的狀況進行修改。透過模仿，創造出專屬自己風格的儀式。

3. 確認是否是真正想要

想要儀式有效運作，就必須和自己想要的樣子做連結。儀式是透過反覆有意識的行動，創造出無意識的習慣行為。如果不是自身真正想要的行動，儀式本身就會令人感到非常痛苦。

不喜歡的事，就改變它

不行動的後悔人生

二〇一三年，在我研究所畢業後要前往英國前，每個見到我的人都會問：「你幹麼非要出國，待在這裡找工作不就好了嗎？」我當然也考慮了很多，才定下決心，於是我回答：「如果我現在不去，到了四十歲，一定會後悔。而且我不想以後後悔的時候，怪你害我沒去。」

之後在英國的生活，雖然非常艱辛，但我過得很幸福，對於這個決定，我從來沒有感到後悔。

在我的成長歷程中，有幾個契機讓我變得十分重視行動。第一個經驗發生在我國中二年級，當時還很青澀幼稚的我，有一個心儀的女生，我們因為坐在一起變得越來越熟，周遭的同學也都說我們很相配。但是小時候的我非常害羞，一直到升上三年級我都還沒能鼓起勇氣告白，寒假時見不著她，我還曾經在她家附近徘徊，也曾邊哭邊向朋友傾訴。雖然現在回想起來，當然會覺得「國中生懂什麼愛啊？」但是對當時的我來說，這是非常重要的問題。

直到現在，當時因為沒行動而留下的遺憾，還深刻的留在腦海中，隨著時間流逝，更變成無法挽回的後悔。雖然經過這件事情後，我並沒有什麼太大的改變，但心裡產生了一個想法：「假如再有喜歡的人，就算會被拒絕，我也要告白！」這想法給二十多歲的我帶來極大的幫助。

第二個經驗是在我十九歲、高中三年級時經歷的事。

高中時期，我家中的經濟狀況非常不好。二年級時，因為爸爸做生意失敗，房子慘遭拍賣。爸媽離婚後，媽媽帶著我和哥哥在外面租房。租屋處是一棟商用建築，打開三樓的鐵門有個長廊，才能連接到後頭的住家，這樣奇特的結構，我到現在印象都還很深刻。

雖然家庭經濟狀況不好，但對我來說並沒有造成太大影響，然而我卻以此為藉口，從平凡的學生變成完全不讀書的學生。到了高三時，我常在課堂上睡覺，成績一落千丈。當時的我不知道自己為什麼要用功讀書，也不認為一定要上大學，心裡想著反正「船到橋頭自然直」。而且我也不覺得日後我會對如此虛度光陰感到後悔。

直到學測倒數一個月的某一天。我坐在自修室裡發呆，不知道為什麼，心中巨大的後悔如暴風般席捲而來。我抓著一起來自習室的朋友大哭了一個小時，對於即將到來的考試感到害怕，但是只剩一個月的時間了，就算後悔也改變不了什麼。

三十個白天和黑夜一轉眼就過去了，不知不覺到了學測當天，考試結束後，我路經校門，從山坡上往下走，心情怪怪的。結果如此充滿壓力、累人的學測後，內心竟然是空虛的。當下，我產生了一個想法：「原來不管再怎麼辛苦，時間還是一樣流逝。就算被情緒籠罩，也完全沒有不行動的理由啊！」

從此以後，我的思考和行動的方式變得完全不一樣了。過去害羞的我，因為缺乏勇氣，所以從來沒有當過班長、副班長，但現在我想要改變。上大學後，為了改變，我第一個採取的行動是，在超過兩千多人的大學新生訓練中表演。活動的主持人說只要舉手就送禮券，過去的我，一定不敢做，但如今我不想再後悔了，於是我鼓起勇氣舉起手，然後走上了舞台。

主持人開始和我閒聊，還要我在幾千個人面前唱歌。我也不知道哪裡來的勇氣，就照做了，我做到了自己認為不可能做到的事。現在回想起來，當時的我，不僅看不清楚下面的人，歌詞也唱錯。但結束走下台時，什麼事都沒發生。我暗自在心裡下定決心：「從現在開始，我決不會再讓自己因為沒行動而感到後悔。」

改變自己，或改變世界

在那之後，很多事都變了。我自願參選班長，在自我介紹時，提到自己是在新生訓練上唱歌的人。同學們沒有人知道我的過去，不了解其實我很膽小，於是我順利選上班長。從此以後，面對所有的事，我都抱持著我來做、我能做到的準則來行動。

當我從大學的ＭＢＡ課程中畢業時，成績單裡四十五個學分全都獲得A$^+$。在大學和研究所時期，我是班上的風雲人物，即便過去從沒有舉辦過康樂活動經驗，但只要有人問我能不能規畫活動，我一律說我可以。不管是當主持人，還是企劃超過一百五十人的運動會，對我來說都沒問題，我相信我做得到，而自身不足的地方，也因為幸運的得到其他人的幫助而獲得解決。

高中時期，因為沒有行動而感到後悔的悲慘感，使我選擇採取行動的人生。當然，並不是從此以後所有事情都是完美無缺。有時候，我的生活既沒目標也沒行動。但值得慶幸的是，每當這種時候，回想起過去的悲慘感，又會使我動起來。試著回想自己感覺悲慘的瞬間吧！並下定決心不要經歷這種感覺，然後，行動吧！

想要透過整理想法達到目標或變成想要的樣子嗎？那麼，先整理自己的內心，用文字將想法表達出來，然後有邏輯地進行思考。

掌握現況，具體地建立出目標後，行動吧！並養成不斷整理、表達、行動的習慣，即便過程中會經歷無數的失敗，也要把失敗當成回饋。改善失敗，成為往前走的正向力量。

因為種族歧視而度過艱辛童年的詩人及人權運動家馬雅・安傑洛（Maya Angelou），在二〇一一年獲得美國總統頒發的總統自由勳章。在她的作品《我知道籠中鳥為何歌唱》（*I Know Why the Caged Bird Sings*）中，真誠坦率地述說自己所經歷的種族歧視和傷害。這本書在美國連續兩年登上暢銷排行榜，成為美國青少年的必讀書籍。身為女性黑人的安傑洛就像是被關在名為貧困的鳥籠裡的小鳥，但她卻從不失去希望，一生都為正義、教育及人權獻身。

她留下了一句名言：

「如果你不喜歡某件事，就改變它；如果你改變不了它，就改變你的態度。」

（If you don’t like something, change it. If you can’t change it, change your attitude.）

"為什麼選擇如此困難？"

錯失的瞬間無法重來

安東尼・羅賓斯（Anthony Robbins）是一位世界級的勵志演說家，同時也是潛能開發專家，他在自己的著作中提到了「尼加拉瀑布症」。他把人生比喻成一條河，有時候人們在沒有任何準備的情況下就跳進流動的河水中，隨波逐流地過著生活。遇到岔路也不知道要往哪裡走，就像漂流的人一樣，水流到哪就去哪。等到巨大的瀑布近在眼前時，就算想避也已經避不開，只能跌落下去。

人們在做決定時，經常感受到極大的壓力。因為一旦做出決定，其結果就會影響人生的方向。這種壓力最後導致安東尼・羅賓斯所說的「尼加拉瀑布症」。

說到人生的選擇，會讓人聯想到做出重要決擇的瞬間。但是，人生是日常生活中各種瑣碎選擇的集合體。試著想像一下，晚上十一點想要吃宵夜時，緊抓著手機苦惱著要不要點外賣炸雞，此時為什麼會苦惱呢？有可能因為早上穿褲子的時候，發現自己變太胖，於是下定決心要減肥；也有可能是因為這個月的支出太多，已經下定決心要省錢，眾多因素使我們很難做出決定。

要買怎樣的汽車、大學要讀什麼科系、要不要為了就業去考證照、要不要讀多益、要不要換工作、要不要離職、要不要建立 YouTube 頻道等，折磨人們的煩惱不計其數。

電影〈哈利波特：阿茲卡班的逃犯〉裡有一個片段，妙麗使用時光器讓自己去上無法同時上的課。她借助魔法的力量選擇各種可能。然而，現實生活中，這是不可能辦到的。

人類所經歷的時間是以直線流逝。我們的選擇會遵循經濟理論。選擇了其中一種，就必須放棄另外一個。借用經濟學的專有名詞來說明的話，就是「機會成本」，這將對選擇帶來極大的影響。

所謂的機會成本，用簡單的數字來看，就很容易理解。

有一個叫做A的人在便利商店裡打工。某一天A休假的時候接到老闆打來的電話，他希望A立刻來代班兩小時。老闆說會付兩倍薪資，也就是每小時三百元給他。但是那個時間A已經預訂了之前就很想看的電影，不巧的是，那天還是上映的最後一天，是A可以在電影院看的最後機會。A對於要選擇在短時間內賺到兩倍時薪，還是看電影感到很苦惱，最後A選擇了電影。但是A看的電影非常無聊，於是他後悔地說：「早知道就去上班了。」這時A失去的機會成本是六百元。

對機會成本的後悔使人對選擇和決定產生猶豫。

「如果這次我的選擇又錯了，那該怎麼辦才好？」、「不知道什麼比較好。很難決定要怎麼做。」類似這樣的想法會不斷地推延選擇和決定。很多考生不知道自己大學要唸什麼科系。選擇這個，會擔心就業率；選擇其他又會擔心能不能讀好。這種時候，人們會將別人認為好的、就業有保障的當作決定的標準，然而這麼做是將自己人生的機會成本放飛了。

選擇時，計算機會成本

既然如此，將選項用數字替換，計算機會成本，然後選擇利益較大的那個，應該就不會後悔了吧？

很多自我成長類書籍或有關做決定時所推薦的方法是，訂定一個專屬自己的選擇標準，接著依照標準評分，然後選擇利益最大的那個。並不是所有的標準都以相同的比重計算，而是依照自己認為的重要度進行加權後，算出最終分數，這樣就可以做出獲得最大利益及滿足感的選擇。

例如：想要買房在考慮A房子好還是B房子好時，若兩間房子的價格剛好一樣，那就必須比較其餘的條件。假設買房子時購屋者在意的因素是「交通便利性、房子大小、教育環境、周遭便利設施」等四種。那麼從這四種因素進行考量即可。但是，假如交通便利性是B房子比較好、教育環境是A房子比較好的話，就會產生問題。因此，必須繪製表格並設定重要度。替各個因素評分之後，再乘以重要度，然後計算最終分數。

利用重要度做選擇的例子

購買房子的決定因素	重要度（滿足度）	A房子（1～10分）	A方案最終分數	B房子（1～10分）	B方案最終分數
交通便利性	5	6	30	9	45
房子大小	3	5	15	5	15
教育環境	4	9	36	7	28
周遭便利設施	2	6	12	5	10
最終分數		26	93	26	98

如上圖A房子和B房子的分數在加權之前都是二十六分。但是乘上重要度之後，B房子的分數就提高了五分。根據這個結果，選擇B房子是最有利的決定。

像這樣，當要做決定的時候，先將考慮的因素數值化，再以經濟學的方式做決定，決定就會變得很簡單。

但如果問題不是類似買房子，而是決定大學科系或是否離職的情況的話呢？不僅很難選定必須考慮的因素，各因素的重要度也很難定下來。因為是在預想未來的事情，所以情況隨時都有可能改變。我就曾經遇過這樣的問題。

有一天，我看到感興趣的行銷領域有為期十個月的教育課程。該課程是由品牌顧問公司的三位代表一同策劃，其中一位講者是我過去一直很欣賞的人，所以我非常想去上課。但是學費要七萬多塊，而且得連續上課十個月，這讓我很煩惱，因此遲遲做不出決定。

我像前面說明的那樣，將各種因素羅列出來進行比較，但是標準隨著我的心情不斷改變，結果也變來變去。我也向許多人尋求建議，可是依然無法做出決定。最後，我冒出了一個念頭：「想上的課不是就應該去上嗎？」於是決定參加。

然而，在下決定後的隔天，一覺醒來之後，我內心變得非常平靜，腦中出現不該去上課的強烈想法。我再也不苦惱了，在整理大腦後，我了解目前的我沒必要上這個課，因為關於我想要做的事情、我的目標，當下的我，並不需要這個課程。

活用數值的計算方法顯然對做出決定有所幫助。但是，想要數值計算法發揮效果，就必須先將腦中的想法明確地整理好。

所謂的整理想法，就是一種邏輯活動，包含準確地針對要做什麼訂立目標、收集資料、在有效分類及重新排列的資訊中，決定最先要做的是什麼。不僅如此，整理人生中優先的價值和目標也一樣。

如果無法整理想法，在做決定時，標準就會搖擺不定。

整理心中價值的優先順序，在人生中，當確定了想要往前走的人生方向後，為了具有更大利益的未來，肯定會有必須放棄什麼的時刻。

無條件反對意見的「紅隊」

成為說服自己的行銷人員

有一群行動專家，他們會在人們因無法做出決定而苦惱的時候，在一旁給予刺激，促使人們做出決定。他們為了撼動人們的情感，會運用各種方法，像是刺激性的文句、令人感動的文案、各種統計資料和華麗的影片等。即使試過一次後，人們沒有反應，他們也絕對不會放棄，不斷嘗試各種方法，一再地說服人們做出選擇。

他們是誰呢？那就是「行銷人員」。

以學習英文的市場為例，由於競爭激烈，因此大家都很認真打廣告，就像在地鐵月台的電子看板上播放學英文的廣告一樣，不管是網路世界還是現實生活，都不斷地對人們進行刺激，使人產生「我也必須讀英文」的想法。

為了生存，不斷地行動並說服人們，因為如果他們不這麼做的話，就會面臨生存危機。然而，為何對個人的行動卻不這麼積極，甚至什麼事都不做。我常驚訝的發現，很多人為了想要做什麼或不知道要如何選擇而煩惱，但是卻沒有為了說服自己而做出任何行動。

假設有一個男人下定決心要減肥。他決定每天晨起跑步、少吃零食並減少攝取熱量，但是到了第二天早上，他被要去跑步的鬧鈴聲吵醒後，卻覺得很麻煩，倒頭繼續睡。到公司後，就跟平常一樣，若無其事地吃著零食，晚餐還跟朋友們一起喝酒。等回到家，他一邊反覆說著「明天一定要早起去跑步、少吃零食」一邊入睡。然而，隔天男人依舊沒有去跑步。這個男人想要行動，卻沒有說服自己，也沒有做任何準備。這種經歷大家都有過，我們很清楚，人類的意志力並不強。

那麼，如果這個男人想要說服自己，該怎麼做才好呢？

想要說服自己，就不能輕忽所掌握資訊。人生中沒有不會後悔的選擇，但如果想要讓後悔少一點，就必須擁有優質的資訊。如同資訊是決定公司興亡盛衰的重要因素一樣，它也是個人人生中最重要的因素之一。

不要只憑已知資訊做決定

在人們不熟悉的領域中，資訊是不對稱的。想一想購買中古車的時候，一般人並沒有判斷車子的性能、是否曾經故障、零件的狀態好壞等能力。所以如果某人將價值十萬塊的車子謊報成三十萬出售，我們也無法判斷真偽而容易做出錯誤決定。資訊和個人正在做的所有行動都有關聯。那些認為自己陷入個人煩惱的人，並沒有意識到自己擁有的資訊是有限的。

有一個即將畢業的大學生想要到國外工作，然而又不知道如何順利就業，也對於必須一個人獨自生活這件事，感到憂心。他無法定下決心要不要去，只是任憑時間不停流逝。但這個學生認為自己無法做決定的原因是因為自己的決心，然後，不斷地苦惱著。

這個學生的問題是什麼呢？他只在自己擁有的資訊裡面思考，沒有採取任何行動來說服自己。腦中的那些資訊有可能是妄想，他沒有搞清楚在國外就業有著怎樣的問題。幾個月後，看不下去的朋友介紹了自己在國外就業的朋友給他認識。這個學生和正在國外工作的人交談後，產生了我也可以做到的想法。並透過從對方那裡得知的網路社團收集資訊，向其他人諮詢，最後成功在國外就業。

收集資訊的方法

為說服自己而收集資訊的方法有很多種。

1. 親自體驗

在做重要的決定之前親自體驗看看，即使時間不長，也能帶來極大的幫助。想要投入餐飲創業，就先進入餐飲業工作；想要長期滯留國外又覺得害怕的話，試著規畫到那裡短期生活；想轉職做新的工作，先不要不顧一切地離職，試著利用剩餘時間，提前體驗。若不顧一切地離職，隨後發現工作並不適合自己，打擊會太大。

2. 透過書和人獲得資訊

透過體驗獲得經驗是最好不過的了，但是不可能所有的事情都能試著做看看。既然如此，那就透過已經體驗過的人的建議來取得資訊。面對想挑戰新事物，就先讀兩三本相關的書吧！如果看相關的書還不夠，就見見相關的人吧！見面後直接聆聽對方的經驗，也有助於獲得更有價值的資訊。

3. 活用影片資訊

現在這個世界是 YouTube 的影片時代。看 YouTube 學習的人，比閱讀書本的人還要多。當然，由於這些影片內容是經過後製作再上傳，因此不見得是很全面的資訊。收集了一定程度的資訊後，做出選擇和決定就會變得比較容易。如果還是因為不知道該怎麼做而感到苦惱的話，就試著創造專屬自己的「紅隊」吧！紅隊是一種會議技巧，他們是當個人提出某個想法的時候，針對該想法只提出反對意見的小組。這個方法是讓人聽完否定的想法後，藉由反駁察覺自己遺漏的部分並找出有待改善的地方。

在面臨重要的決定時，可以找六個人徵求意見。父母、朋友、老師、親戚等，不管是誰都沒關係。向他們說明自己的情況，並在六個人當中找出三個拜託他們以反對的立場給予建議。

藉由接受紅隊的檢驗，就能發現自身所擁有的資訊是否充足、是否為有幫助的資訊、是否足以讓我們做出決定。

”罹患「選擇困難症」的世代“

只會回答「都可以」的人

二〇一九年一月一日，我在咖啡廳邊回顧儲存在 Google 相簿裡的相片，邊寫下簡單的文字，然後為未來十年構想計劃。

在整理希望未來能實踐的事情後，我為接下來十年選出的標題是「Farmer's Dream」，也就是農夫的夢想。當然，我並沒有要成為真正的農夫。農夫按照一定的循環栽種作物。整地、播種、灌溉、除草、收割、加工、販賣，然後再次進行整地。因為不知道洪水或乾旱等自然災害和外在環境會有什麼變化，所以儘管再盡心盡力地播種及灌溉，也不能隨心所欲地決定收成物的量和狀態。

但是，他們仍然為了應付變化莫測的自然環境；為了創造最好的結果而不斷努力。接下來的十年，我也想和他們一樣。為了達成我想要的目標，我要努力耕耘。

無法隨心所欲的外在環境以及無能為力的事太多。但是我不會就此屈服，會努力地去解決，然後一直努力到獲得最好的收成物為止。這就是將我未來十年取名為「農夫的夢想」的原因。

也許有些人會說，未來不知道世界會變成怎樣，甚至連明天的事都無法預測，有必要訂立十年計劃嗎？但是，所謂的計劃是，畫出今後要往前邁進的地圖。

長期計劃的目的是，盡可能想像自己在看不見地遙遠未來的樣貌。然後每年、每月、每天透過計劃應付變化，為達成目標往前邁進。如果你問我是否每天都有條理地過生活，坦白說，並非如此。我有懶惰的時候，也有想放棄的時候，還有無法相信我自己的時候。但是，當我動搖的時候，長期計劃能使我重新回到正軌。

我為了做出人生中的重要決定、選擇，持續整理想法，為了整理自己的內心，不斷地提出疑問。並且在可能的範圍內向人們公開。藉由公開，對我所做的決定形成看不見的約束力。這個約束力就是責任，不管我訂立的計劃有多麼美好，如果我不遵守和自己的約定，不對我的言行負責任的話，那個計劃就只是癡心妄想罷了。

很多有選擇困難的人，並不熟悉責任。就連問他「想吃什麼？」也無法做出決定。當然許多人這麼做是基於體貼對方，讓對方選擇想吃的食物。但是也有不少情況是，因為沒有想法，所以把做選擇這件事推給對方。

德國一名新聞記者用「或許（maybe）世代」一詞來表達在年輕世代中增長的選擇障礙現象，為什麼會這樣呢？

鄭在勝博士在電視節目中將這個世代的人容易產生選擇障礙的原因，歸咎為三個要素：

第一，由於選項日益增加，因此對於未能選取的選項，留戀與遺憾也隨之變大。

第二，選擇的經驗太少。「缺乏」才能招來欲望，也就是說，人必須很渴望，才能輕易做出選擇。然而，我們的現實情況是，小時候有什麼需要的東西，父母都準備好了。長大之後也是生活在有人會替我們做選擇的環境中。

第三，是社會環境讓人感受到「只要失敗就完蛋了。」我們生活在一個過於刻薄的世界，沒有所謂的敗部復活賽，因而對失敗產生恐懼。

可愛島的實驗

聽到這裡，讀者是否覺得慶幸，選擇障礙的原因多半在於環境，而不在於我們自己。個人無法輕易改變外在環境，相反的，認同和遵循既簡單又快速。但是，我們不能只是被動地接受。為了改變外在環境，我們必須竭盡所能，甚至有人構想出解決這種問題的商業模式，進而創業，方法實在是太多了。但是，首先我們必須認清自己所處的環境，才能使其變為可能。認同我身處的情況，做我做得到的事情。

為了從選擇障礙中跳脫出來，開始練習對自己的選擇負責，如果害怕失敗的話，心裡就想著，即使失敗也沒關係，從這開始循序漸進地慢慢往前。人不可能一步登天，如果一直以來都是交給別人做選擇的話，從現在開始，試著依照自己的意志去做。並將自己做的選擇告訴大家，創造看不見的約束力，對自己負責。若發現自己無法遵守約定，也不要有太多的愧疚感。試著訂立更具體的計劃、找出自己可以做到的方法，也可以徵詢其他人的意見並尋求幫助。在自我放棄之前，失敗不存在。

想對自己的選擇負責，就必須相信自己。位於夏威夷附近的可愛島，因為景色優美，而成為電影《侏羅紀公園》的拍攝地。然而大約在七十年前，島上有十分嚴重的社會問題。失業者太多，到處都是酒精成癮者及賭博成癮者，使得不良少年和未婚媽媽等問題嚴重。

心理學家艾美·維納（Emmy Werner）與其團隊，在島上進行了一項實驗，想找出產生社會不適應者的關鍵因素。他們將一九五五年出生的八百三十三名嬰兒全數納為調查對象。為了找出更確切的原因，還額外觀察成長環境特別嚴苛的二百零一名孩子。這項實驗總共進行了四十年，生活在最惡劣環境的二百零一名孩子當然被預期會成為社會不適應者。

然而，艾美·維那博士發現了奇怪的地方。在被觀察者當中，有位孩子他的母親十六歲，父親十九歲。出生後沒多久，父親就去當兵了，母親扔下孩子離開了小島。父親退伍後，雖然回到家中，卻每天和祖父爭吵。在這樣家庭環境下長大的他，出乎大家的預想，成為了非常優秀的人。不但充滿自信，美國學測SAT的分數也很高。同時身為學生會長，具備優秀的領導能力，拿獎學金就讀加利福尼亞大學。

艾美·維那博士心想這名學生或許只是個例外，於是再深入研究。隨後他發現二百零一名的高危險群學生中，具有自我效能感且茁壯成長的孩子有七十二名。在實驗開始二十年後發現的這個結果，使研究團隊改變了研究方向。到底是什麼讓這七十二名孩子即使身處逆境也能堅持下去？

這些孩子即使遇到艱辛的事，也會像掉落地板的橡膠球一樣再次往上彈起，這種力量被稱為「韌性」。

那麼，這些孩子共同擁有的重要因素是什麼呢？就是人際關係。不管發生什麼事情，這些孩子都至少有一個全面支持自己的人。不管是父母、爺奶、朋友還是老師都好，總之，即使身處逆境也能往上爬的力量泉源，就是相信自己的那個人。

選擇的責任應由本人承擔，然而能夠持續往前邁進的力量，則是來自於和「相信我的人」的關係。我也深切地感覺到那力量。一直為了看不見的目標往前邁進，必定會有感到孤單、疲憊及不安的時刻。但是因為有相信我的人，所以無論結果如何，我都沒有放棄，並且繼續往前邁進。

萬一我覺得沒有半個人相信我呢？

絕對不會那樣。雖然相信我的心意是對方給予的，但是要怎麼接受那個心意是由自身來決定。只有自己先去相信別人，才能接收到他人完全相信自己的心意。當我們開始相信別人後，環顧一下四周，將感覺到自己也被深信著。

"為自己投資一年"

路呼喚我時，我就會去

人生在世，一定都會面臨必須做選擇的時刻。那個選擇可能讓人在開心的同時也感到混亂。

二〇一五年十二月，我在旅行大學進行了一場迷你演講。當時因為我實在太喜歡這裡的課程以及和同學對話，所以我幾乎整整一個月住在學校附近的旅館裡，當時我跟很多人交流，多到甚至獲得「地下學生會長」的綽號。聽著那些旅行家的演講，我產生了一個想法，那些在台下聆聽演講的參與者們肯定也具有專屬自己的人生故事，我也想要聽聽他們的故事。

基於這樣的理由，我把自己的故事先拿出來和大家分享，於是準備了一場迷你演講。我將自己過去的十年的經歷作為講述的內容。當然我也很擔心大家對我的人生沒有興趣，但幸好還有超過十個人來參加，而且他們都很認真地聆聽。有人願意聽我的故事讓我感到很幸福，於是在那天我做了一個很重要的約定：

「三年後我要去聖地亞哥。」

我的演說裡最後一張投影片放了聖雅各之路。對我來說，走這條路是我最重要的願望清單。我的原定計劃是，結束兩年的英國生活後，在回國之前去一趟，但後來因為健康惡化而告吹。我深深覺得，如果不訂定確切的出發時間點，好像就真的不會去了。於是我在演講的最後這樣說：

「從現在開始我會竭盡全力做好我做的每件事，並且三年之後，我將會踏上聖雅各之路。」

這是我和自己的約定。

二〇一九年是期限到達的日子。那麼，我真的要去聖地牙哥了嗎？不，我決定改變計劃。我認為即使現在去，也無法感受到我想要的滿足感。現在的我，人生目標變得比當時更確定，所以決定放棄並不難。但這並不代表我以後都不會去。對我來說，聖雅各之路是「等路呼喚我的時候，我就會去。」

二〇一三年我研究所畢業後，下定決心去英國時問自己：「如果我現在不去，到了四十歲會後悔嗎？」而這個問句，也變成了我做重要決定時的標準。聖雅各之路對我來說也是，當我自問「如果我現在不去，到了四十歲會後悔嗎？」時，我的回答是：「如果我現在去了，到了四十歲才可能會後悔。」

所有的選擇都可能伴隨著後悔，也伴隨著必須放棄的東西。你只能一邊說著「我不會後悔」一邊做出選擇。在說明選擇的機會成本時，我說過時間是以直線流逝的，所以在決定放棄一個選項時，很容易產生該選項就此徹底消失的錯覺。

然而，如果在時間的流動中，將兩個選項的其中之一帶到未來的話，就可以更輕易地決定某件事，而且不必放棄任何一個選項。當然，只有清楚地知道自己的內心想要什麼，並且在心裡整理好自己的人生，才能輕易地訂出優先順序。無論如何都得選出某個選項的時候，必須要拋棄非黑即白的思考習慣。

現代人流行的「You only live once」一詞，意指「你的人生只有一次，盡情享受人生吧！」活在刻薄的社會環境中，總是被強求面對現實的我們，聽到這句話時，會覺得深有同感。我也覺得它是非常帥氣的語詞，是鼓勵人活在當下，去過真正幸福人生的一句話。

然而，以此來當作「超支消費」或「草率行事」藉口的人，比想像中還多。由於經濟環境越來越艱困，比起遠大的夢想，大多數人追求的是「小確幸」，是微小、確實的幸福，我認為這樣的時代變化雖然是無可奈何的現象，但是也留下了遺憾。

我們需要「生涯學校」

我並不是主張「為了未來，現在必須用功、必須努力準備！」絕對不是這樣。但若想要好好整理自己的大腦、內心，就必須盡可能多體驗。有想做的事，就去挑戰看看。並且在這樣的體驗中，不斷地詢問自己，感覺到了什麼？有什麼想法？

在國外，高中畢業的學生在上大學之前擁有一段認識自己的時間，稱為「空檔年」（Gap Year）。他們通常會做一些過去想嘗試的事，也有很多人選擇去世界各地旅行。

在丹麥，這種體系實行得更有系統。學生在國中畢業要升上高中的時候，如果不清楚自己的出路，可以到寄宿型中等學校之一的「生涯學校」（Efterskole），利用大約一年的時間，學習及探索。如果高中畢業後還不知道自己該做什麼的話，可以去讀「市民高校」（Folk high school），體驗想做的工作。

當然，因為他們有很穩定的社會福利，才能擁有這種文化和制度，對於只強調競爭的我國社會，要做出這樣的嘗試，無論是文化上還是心理上都是非常困難的事情。然而，我們不應該因為其他人都這樣做，就放棄自己人生中更大的機會成本。

最近這幾年上班族之間非常流行「離職」，就連新進員工離職率也很高。很多人離職時會說，這裡不是我理想中的職場。我認為會有這種狀況，是因為我們的人生旅程中，缺少了空檔年。

回頭來看看，選擇離職的這些人當中，有多少人找到了自己想做的事情？事實上，我身邊離職的人，大部分都重新回到公司了。因為體驗了公司外的生活，而重新建立了人生觀。有人說重新開始的職場生活很適合自己，感到很滿足；有人則是在工作和各種休閒生活並行的過程中尋找幸福，他們在公司以外的領域探索自我的興趣。但是大多數的離職者，還沒能苦惱自己真正想做的事情是什麼，就因為錢而無奈地回到職場，對他們而言，工作只是賺錢的手段。

工作是為了賺錢沒錯。但是，若無法投入自己的工作、無法找到工作的意義，人生三分之一以上的時間，便會在不滿中度過。我並不是鼓勵大家離開公司去創業。而是即使在公司上班，仍需要能夠過得幸福的決心。

我們需要有整理內心的習慣，也必須試著擁有只屬於自己的時間，擁有自己的時間，可以使我們了解自己必須承擔的事情、增進責任感而不盲目地行動。看見問題時，也可以和處於相同情況的人或職場同事一起討論思考，進而找到解決對策。

假如你現在是個學生的話，更應該為自己投資一年。沒有資源的話，就一步一步地計劃想辦法。如果可以得到家人的幫助，就接受吧！還不會賺錢的你，或許對接受父母幫助這件事，感到有些負擔，但此時稍微自私一點也沒關係，在為了充分了解自己的前提下，這是在未來人生中減少後悔的方法。

想要整理內心及訂立人生目標，卻不知道自己想做什麼、想擁有什麼的人很多。

這就是了解自己的時間太少了。體驗、體驗再體驗。然後藉由收集關於自己的資訊，確認自己是誰。了解不管選擇什麼都會後悔的話，那就行動之後再後悔吧！若是因為沒有行動而後悔的話，那個後悔將會跟著你一輩子。

Chapter 3

將想法表達出來

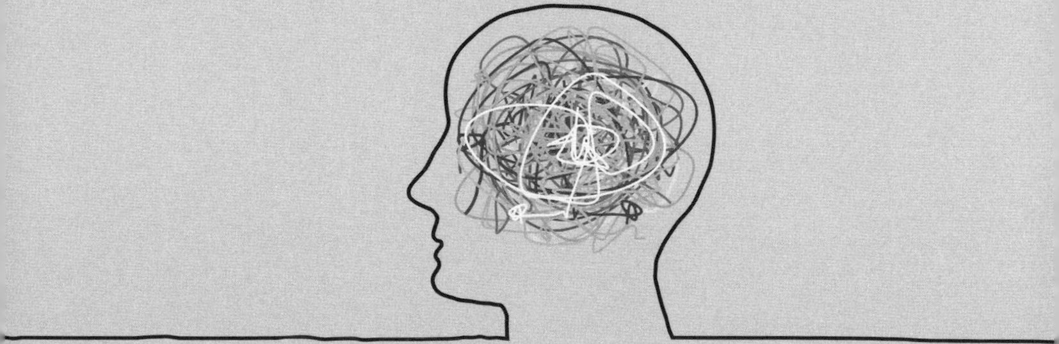

”寫出有邏輯的文章“

文字傳達的目的

目前為止我們已經認識了各種清理大腦及整理想法的方法，並且養成定期清理與整理的習慣後，接下來就輪到了解「如何表達想法」的方法了。想法終究還是要透過「語言」和「文字」來傳達。即便腦中有許多閃閃發亮的想法，但如果無法向其他人說明，也發揮不了作用。自我對話也是一樣，我們透過語言和自己對話，當想法被正確且有效地表達出來時，才算是完成。

我經常為了寫作坐在書桌前面，看著一閃一閃的游標，腦中卻一片空白，有時候就這樣過了好幾個小時。直到某一時刻，才突然體驗到手指會自動打字的魔法。當然，我的人生中並沒有太多次這種機會，就連專業作家也說寫作不容易。

更何況在日常生活中經歷到寫作困難的人，並不是只有專業作家。為了報考學校必須做出個人檔案的學生；在職場上必須撰寫企劃書、報告書等無數文書的上班族；想要創立新公司的創業者，有很多人都必須在短時間內寫出有效的文章。那麼，專業作家進行的寫作和不是作家的人進行的寫作有什麼不一樣呢？

寫作可分為兩大類：文學寫作和實用寫作。

文學寫作包含詩、小說、戲曲、隨筆等，實用寫作包含報導、專欄、評論、社論、報導資料、企劃書等。二者最重要的差異點是，文學寫作沒有邏輯也沒關係，但實用寫作如果沒有邏輯，文章的價值就會降低。

文學寫作是根據讀者的感受喚起各式各樣的情感，但是大部分的實用寫作是要向某人傳達明確的訊息；文學寫作是如果不是天生會寫，就會有侷限性，而實用寫作是只要努力任何人都可以寫得一樣好。

很多有寫作問題的人，都是在必須寫實用性文章的情況下，因為想要發揮文學寫作能力而產生困難。也就是要撰寫報告時，會認為使用精妙優美的文字才是好文章。在實用寫作上，好文章果真是由精妙優美的文字所組成的藝術性文章嗎？我相信，必定有人是以藝術的方式寫出有邏輯的文章，但是我們現在需要的能力是，寫出考慮到閱讀對象的「有邏輯的文章」。

畢竟實用寫作的主要目的是在於溝通。整理得一目瞭然的單頁報告書，比三十頁長篇大論的報告書還要好。用白話文寫成的文章比充滿艱澀專業用語的報告，更容易說服讀者。像這樣以寫作的目的為基礎來做分類的話，可分成「為了表達我而寫的文章」和「為了和對方溝通而寫的文章」。

這裡我聚焦的部分是「為了和對方溝通而寫的文章」。

寫作如同金字塔

麥肯錫第一位女性顧問芭芭拉・明托（Barbara Minto）的著作《金字塔原理》（*The Minto Pyramid Principle*）中，她推薦採用金字塔原理來寫文。所謂的金字塔原理，即在建構文章時「由上而下」針對一個主題來撰寫文章，這麼一來，就可以寫出有邏輯的內容，並且不會偏離主題。

金字塔原理的寫作範例

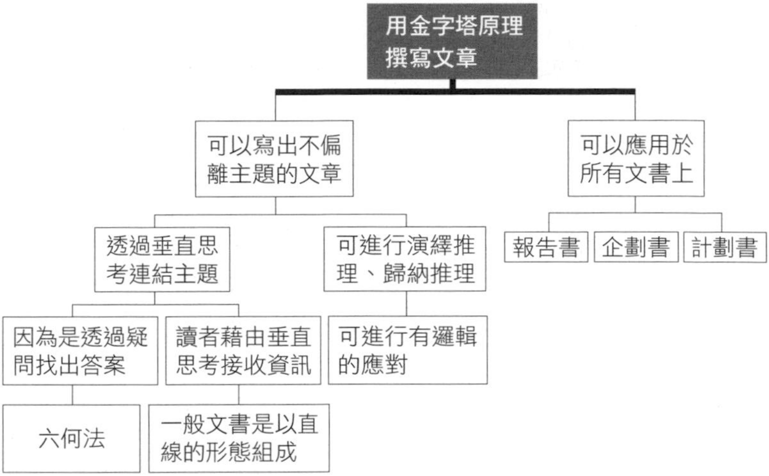

透過垂直思考連結主題。垂直思考是藉由對主題拋出疑問找出有邏輯的答案。這個方法可以將六何法代入疑問後進行活用。還有，它可以藉由演繹推理、歸納推理，針對某個主題做出有邏輯的應對。

此方法可以應用於所有文書上，還可以分成報告書、企劃書、計劃書等等。

像這樣用金字塔原理來建構文章，就可以將個人想要說的主張、目的放在頂端。而且因為是由相應的意見所組成，所以不管讀者是否同意作者的主張，都可以明確地知道主張的內容。不僅將邏輯樹用於尋找問題和解決對策，還將它用於扮演建構文章基本骨架的角色。

撰寫文章之前，必須先判斷我想寫的文章是，為了感動某人而寫的文學性文章，還是具有明確目的的實用性文章。接著依照同樣的思路，判斷這是為了表達我而寫的文章，還是為了和對方溝通而寫，然後試著以文章的主張為中心，用金字塔原則撰寫出來。這麼做之後，你將感覺到和盲目地撰寫文章時不一樣的文字流動。

撰寫文章四階段

階段一：創造專屬的想法抽屜

許多教導寫作的書，都會強調一點。如果閱讀的量不夠多，就無法寫出好文章。也就是說，如果資訊不夠充足的話，寫文章時就會有困難。即便寫的是報告書、企劃書也一樣，如果沒有收集充足的資訊，很難傳達自身的主張與關於該主張的根據。在寫作之前必須整理想法，這樣才能寫出好文章。

想要輕鬆自在地撰寫文章的第一個階段是：

創造可以裝盛各種資訊且專屬自己的想法抽屜。

這是平常就要進行的工作。上班族一天接收的資訊有多少呢？閱讀的報導有幾篇呢？觀看的 YouTube 影片量是？接觸的資料有多少？電子郵件有多少？根據某一項調查顯示，二〇一一年美國人每天接收的資訊量比一九八六年增加了五倍之多，相當於每天多讀了一百七十五份報紙。即使扣除工作時間只計算閒暇時間，也多看了十萬個單字。

因為接收的資訊太多，所以多數人就只是看而已，事後根本不可能記得。還有，由於資訊不斷地更新，因此想找回看過且需要的資訊也變得越來越難。大家應該都有過這樣的經驗，明明記得在哪裡看過，但不管怎麼搜尋就是找不到。為了預防這種情況，必須創造資訊的抽屜。

在數位世界來臨前，就已經存在各式各樣的文書保存方法了。過去會製作成剪報或用文件夾收集起來。然而，數位時代來臨，我們不再需要保存實體，可以運用數位的方式保存，需要的時候再利用印表機，就可將資料召喚到眼前。

身處這樣的時代，該怎麼做才能輕鬆保存資料呢？我個人是使用 EVERNOTE 軟體來創造自己的抽屜。當然，不管使用怎樣的軟體都可以，你可以選擇適合自己的。但有幾個功能我建議是必須要具備的，即儲存要簡易，搜尋要方便。

在查看網路上的資料時，只要按幾下滑鼠就可以儲存到自己的抽屜裡。就

EVERNOTE來說，只要點擊，就可以將正在觀看的頁面儲存起來，也可以搜尋PDF或圖像檔裡面的文字。還有一個必要的功能是，可藉由拍照將需要的資料儲存成掃描檔，這樣使用起來會更方便。

收集資料的時候，請創造自己的分類系統。不要只限於跟工作有關的領域，不管什麼領域，只要覺得是對自己有用的資訊，都可以一起收集，這有助於日後知識的融合。養成做筆記和收集資料的習慣非常重要。

《完美的讀書方法》作者高永成曾在某一場演講中公開自己收集資料的方法。他說他看書的時候，會將應該要記住的部分，以書名、領域、頁數等進行有系統的記錄，寫文章的時候，就可以立即搜出需要的資訊並加以活用。

階段二：明確訂出文章的主題

有了創造資料庫的習慣後，寫作時的恐懼就會變少。就像要為家人做飯時，冰箱裡已充滿各種食材一樣，接下來只要決定要做什麼料理就可以了。在公司需要撰寫的報告通常都已經有了主題，因為主題很明確，看的人想要的資訊已經揭示。如果還是不確定要寫些什麼，就必須再次向對方確認。

即便處在難以確認的情況，也不可以貿然地開始寫，我們可以先設定假說並明確地訂出文章的主題。這麼做是要確定我要給予讀者怎樣的訊息，有可能是單純地傳達資訊，也有可能是催促行動的文章。

假如我要寫一份名為「二〇一九年銷售不佳原因」的報告書，就必須洞悉為什麼會出現銷售不佳的情形，然後針對今後如何改善現況、如何行動，發表展望。但若文章的主題僅是「二〇一九年銷售報告書」的話，因為主題太過籠統、內容很廣泛，寫起來就會相當苦惱。所以想要寫出好文章，明確地訂出主題很重要。

階段三：建構整體骨架

如果已經訂好文章的主題，在確認所需的資料後，就必須針對要做什麼發表意見，此時也還不能直接進入撰寫文章的階段。寫文章時，如果一開始就一個勁兒地開始寫的話，就跟沒有地圖就去找路的行為一樣魯莽，不僅會迷路，還會為了確認自己走到哪裡而不斷地回到起點，徒增辛勞而已。為了解決這個問題，必須活用金字塔結構來建構文章的整體骨架。

而可以有效率地建構文章骨架的軟體是數位心智圖。基本上，因為可以分階段進行建構，所以可以從直線式思考中跳脫出來，轉換成放射狀思考，然後輕而易舉地形成金字塔結構。在中心主題的位置寫下文章的主題，然後寫出文章要包含的內容，這時候活用的方法就是5W2H法。5W2H法是包含「Who（何人）」、「What（何事）」、「When（何時）」、「Where（何地）」、「Why（為何）」、「How（如何）」的基本六何法再加上「How much（多少）」。對記者來說，撰寫報導時，只要活用基本的六何法，基本架構就沒問題了。

在中心寫下主題，並對自己拋出疑問。什麼時候要做這件事？為什麼要做？為了實現目標要做什麼？要如何做？要由誰來做？需要多少成本等，藉由拋出這些疑問，讓資訊開始往某一處聚集。然後找出根據並貼在寫好的意見上，再藉著添加實例完成心智圖、金字塔結構的基本骨架。

透過這個方法完成文章開頭到結尾的骨架，可使工作時間縮短，並解決失去文章寫作方向的問題，也能更有效率地寫作。

階段四：轉換成文章

當文章的骨架已經建構完成後，現在就只剩下寫文章這件事了。用心智圖建構的骨架是說服某人的好文章，但大多數人還是比較習慣讀直線式思考的文章，所以需要將文章重新寫成大家習慣的閱讀模式。建構骨架時，如果是用句子來建構的話，可以將那些內容重組；如果僅是列出單字或關鍵字的話，就要填入肌肉，使其成為一篇完整文章。

在這個過程中，你可能會覺得，好像同一件事情做了兩次，但就如同看著導航找路一樣，這將成為行雲流水般地撰寫文章及整理文章的經驗。

”上班族最需要的寫作技巧“

讀者看不懂是作者的問題

上班族最常撰寫的是什麼呢？大部分不脫電子郵件、報告書、企劃書和計劃書這四種。這些該怎麼寫，才能寫得好又有效率呢？

首先是電子郵件。電子郵件是用來溝通的工具。因此，信件本身不應太過冗長，可以活用附加檔案來傳達主要內容，信件主文只要撰寫想傳達內容的摘要即可。

一封內容雜亂無章的電子郵件，可能會給對方留下不好的印象。因此，撰寫的時候，有許多必須注意的地方。

第一，必須寫好主旨。用有效的主旨標題引起關注是很重要的事。主旨必須傳達這封郵件是為了什麼而寫。

以自我介紹形式寫成的主旨，是無效的郵件；用應該寫在內文的問候語作為郵件主旨，也無法表達這封郵件為什麼而寫。只有讓讀信的人不點開郵件也知道內容是什麼，才能提高工作效率。

〈無效的郵件主旨〉

您好，我們是思考訓練公司。

為了寫出有效的郵件主旨，必須直接表明自己是誰，正確揭示這封郵件的內容。但是不可為了表明內容而使主旨過於冗長，盡量抽取核心來當主旨。

〈有效的郵件主旨〉

〔思考訓練公司／金炅祿〕請求授課對象的資訊

接著是撰寫簡潔郵件的方法。想要寫好內文，該怎麼做才好呢？電子郵件不是寫給朋友的信。是為了工作、為了以最有效率的方式傳達意思而使用。撰寫時，如果以直敘的方式撰寫，讀信的人會很難在短時間內快速掌握信件重點。所以如果有兩個以上的請求事項或傳達事項的話，就要避免以平鋪直敘的方式撰寫。那麼，該怎麼做才好呢？

〈無效的郵件內文〉

金經理，您好。我是思考訓練公司的金炅祿。

近來可好？我寄給您的這封信是有關二〇一九年一月二十六日要進行課程的事情。我需要您提供確切的學員資訊和您規畫的培訓方向的相關資訊。參加培訓的學員有幾位呢？年齡層的分布狀況如何？還有，如果有關於整個培訓日程的計劃表的話，也請分享給我。另外，有沒有培訓課程裡一定要包含的內容呢？如果有的話請告訴我，我會盡可能放入課程中。最後，教案要什麼時候寄給您呢？期待您的回覆。

金炅祿　敬上

這是我為了確認受邀授課的學員資訊、規畫方向、教案日程等事項而寄出的郵件。以平鋪直敘的方式撰寫郵件，會讓人很難掌握對方需要什麼。如果因為這麼寫，導致讀信的人遺漏資訊的話，那就是寄件人的錯。

〈有效的郵件內文〉

金經理，您好。我是思考訓練公司的金炅祿。

近來可好？

我需要您提供二〇一九年一月二十六日要進行課程的相關資訊。

◎授課相關問題：

1學員人數。

2學員的男女比例。

3學員的年齡層。

4培訓場所的電腦及音響使用環境。

5是否可以使用個人筆電？

◎培訓內容相關問題：

1您規畫的培訓方向。

2培訓課程裡一定要包含的內容。

3請分享您預計的培訓日程表。

◎日程相關問題：

1提交教案的截止日期。

我將依照您提供的資訊設計符合您需求的授課內容。

如有疑問歡迎隨時與我聯絡，謝謝。

金炅祿　敬上

將郵件內容按照這三大方向進行分類，並轉換成列點項目，這樣就能有效率地傳達內容了。而且，讀信的人也容易掌握自己要回覆怎樣的資訊，如果以此為基礎回信的話，雙方都可以毫無遺漏地傳達資訊。

最後，如果附加檔案很多的話，最好是替附加檔案編號，並另外在郵件底部寫上關於附加檔案的資訊。這樣一來，收件人就不會遺漏附件了。

運用「七何法」撰寫報告

報告有各種形式：單頁報告書、利用PowerPoint寫的報告、用Excel寫、用Word寫形式不同，寫出來的樣子就不同，各有其優缺點，很難判定好壞。但不管用什麼形式撰寫，都需要遵守下面幾個基本規則，才能寫出有效率的報告。

第一，活用5W2H法來寫。撰寫報告前，同樣要先整理好想法，建構好文章骨架，先前在建構骨架的時候，已經活用過一次5W2H法了，現在要將建構好的骨架轉換成報告的型式。如果需要寫的是單頁報告書，藉由這樣來抽取及傳達核心就更重要了。

一般的5W2H	報告書專用的5W2H
Who（何人）	・專案對象 ・實行主題
What（何事）	・專案內容
When（何時）	・專案時程 ・準備日程 ・活動日程
Where（何地）	・專案場所 ・流通頻道
Why（為何）	・活動目的 ・計劃意圖
How（如何）	・實行方案 ・實行計劃
How much（多少）	・專案預算 ・相關數量

第二，將最重要的部分放在最前面。撰寫報告的時候，將報告的核心內容放在最前面。不要讓閱讀者用他自己的見解來解釋，而是在文章的開頭先對全文做一個提綱挈領的總述，寫出自身想要傳達的內容，後面再詳細羅列其根據。

第三，想要提出意見，就必須有根據。想將報告寫得很有邏輯，提出的意見一定要有根據。如果有客觀根據的事實，就要明確地表明出處；如果是透過資料產生的解釋，就要明確地表明這是自己的意見。

沒有客觀的根據就將個人意見說得像事實一樣的情況如下：

「我認為從顧客的立場來看，最近A品牌的X產品沒有值得購買的吸引力。」

以客觀的根據為基礎來述說的情況：

「根據上個月進行的顧客問卷調查結果，對A品牌X產品具有購買意願的顧客比去年下降了五〇%。因此，我認為顧客對X產品不再感到有吸引力了。」

第四，必須有明確的結尾。撰寫報告時，常會出現結尾變得含糊不清的情況。在沒有建立骨架的情況下撰寫報告，常常發生這種狀況。報告的最後要著眼於未來。因此，內容必須是關於下一個行動會是什麼。

如果是決策者必須做決定的情況，撰寫者可以寫出幾個自己預想得到的情況，幫助決策者做選擇。如果是關於現況的報告，就必須撰寫自己接下來要進行的工作或行動。這樣文章的閱讀對象才能預測撰寫者接下來的行動，並給予明確的反饋。

企劃是解決問題的過程

由於企劃書和計劃書的關係密不可分，所以我放在一起寫。從大範圍來看，企劃書和計劃書是依照相同的脈絡來進行撰寫的。計劃是指透過企劃產出的結果，也就是透過企劃擬訂計劃。因此，一般在寫企劃書的時候，裡面都會包含計劃。

但是問題就出在這裡。在工作上常常發生，名稱是企劃書，但內容全部都是計劃的情況。為什麼這會是個問題呢？想要找出答案，就必須分辨企劃和計劃的不同。

企劃是什麼？計劃又是什麼？為了說明這個問題，我要借用《企劃是2形式》的作者南忠植的話。他在書中對企劃和計劃的解釋是，由於兩個詞都包含「劃」這個字，因此差異就在於「企」和「計」這兩個字。企具有「圖謀」的意思，計具有「計算」的意思。企裡面包含人，計裡面不包含人。因此，圖謀這件事情只有人可以做，而計算這件事情並不是只有人類可以做到，電腦可能做得更好。

用字詞來解釋，簡潔明快又有趣。但是，關於「企劃是只有人類可以做到，計劃是電腦也可以做到」的主張，我覺得有點可惜。因為這讓人有種企劃比計劃更重要的感覺。企劃和計劃有著密不可分的關係。沒有明確的計劃的企劃就只是癡心妄想；相反地，無論計劃有多好，如果沒有苦惱到對的問題，就不可能達到目的。

企劃就是負責為何（why）做，計劃就是負責如何（how）做。關於為何做的苦惱是，當你要採取某個行動時，必須找出目的。人類做出的所有行動都存在目的，企劃是為了從現在的不滿足的狀況邁向滿足的狀態。

現在的不滿足的狀況用其他詞來解釋就是「有問題的狀況」。企劃是找出問題之後，如何解決該問題的過程。計劃是發現問題點之後，針對現在要做出怎樣的行動提出具體的方針。

現在重新回到寫作這件事。想要把企劃寫好，就要聚焦於問題和解決對策上。必須正確地描述我想要解決的部分有著「怎樣的問題」。描述問題時，最重要的是必須認清這是關於「誰」的問題。如果沒有問題的主體，那就不是問題了。不管是我正在經歷的事，還是別人正在經歷的事，假如去掉這是誰的問題，從邏輯上來說，問題就不成立了。選定主體的時候，不要混在一起，要明確地細分，然後選定特定的群體。接著說明要使用怎樣的方法來解決他們的問題、問題解決之後他們的情況會變成怎樣。

撰寫計劃書的時候，請依照時間順序撰寫要做的事情。如果必須企劃一個活動並撰寫計劃書的話，就需要符合時間順序的確認清單。準備期間最好依照日期來做管理，活動當天最好是依照小時來做管理。想要把確認清單做好，就要將初次製作的確認清單拿出來，透過提問確認有無遺漏。

沉默不再是美德

提不出問題的記者

手瑟瑟發抖，心臟急速跳動到彷彿都能聽到自己的心跳聲。這是我在參加某個講座時出現的症狀，那是一場關於第四次工業革命的講座。九十分鐘的演講內容，令我非常滿意。因為是我感興趣的領域，所以激起了我的好奇心。講座的最後預留了聽眾問答時間，於是我開始思考想問的問題。

距離演講結束還剩五分鐘時，我的手突然抖了起來，心臟開始怦怦跳個不停。似乎是下定決心要提問的瞬間，身體突然感受到壓力。終於，演講結束了，來到問答時間，我緊握著發抖的手，提出了準備好的問題。

最後我得到了令人滿意的答案，但是直到我走出演講廳，緊張感都還沒有完全消失。當時我腦中冒出各式各樣的想法，明明我也是在許多人面前授課的講師，手竟然會因為區區一個問題而發抖……心中充滿羞愧。為什麼我會這麼緊張呢？雖然有可能是因為喝太多咖啡產生的副作用，但我深思，應該是現場聽講的人都是專家吧！在這麼多專家在的場合中，產生了我問的問題會不會很笨的不安感。雖然我以說話為業，也常常聽人誇讚我很會說話，但是每次說話的瞬間還是會感到害怕，這是只有發生在我身上的事情嗎？

二〇一〇年在韓國舉辦的二十國集團（Group of Twenty）閉幕記者會上，美國前總統歐巴馬在最後的問答時間，給了韓國記者提問的機會，他特別指名韓國記者，並邀請他們提問，但是現場一片靜默，沒有人敢問問題。歐巴馬總統為了讓記者可以自在地提問，甚至現場找了一名翻譯，然後再次詢問，但仍然沒有人提問。

就在這個時候，突然有記者站起來了，是一名中國記者，他說他要代為發問。歐巴馬總統感到很慌張，他說他是要給韓國記者機會，此時中國記者立刻提議如果再向韓國記者詢問一次，他們還是沒有問題的話，他就要問問題了。在歐巴馬總統最後詢問下，仍然沒有韓國記者提出問題，於是中國記者就把機會給拿走了。

鼓勵聆聽而非表達想法的文化

正在閱讀的你，相信這一生曾問過許多人問題。但是很多人都像在歐巴馬面前的韓國記者一樣，對提問感到恐懼。反觀歐美人士，他們自在地提出及接受提問，他們認為與他人交流，並毫不猶豫地說出自己的想法是很自然的事情。

猶太人是一個擅長提問的民族。他們的人口是世界人口中的少數，到二〇一五年為止，卻已經培養出一百九十五位諾貝爾獎得主，佔所有得獎者的二十二%，比例相當高，而全世界的億萬富翁中，則有三分之一是猶太人。

很多人研究他們成功的原因，其中不可不提的就是哈柏露塔學習法（Havruta）。哈柏露塔學習法是指兩個人一組，透過辯論找出真理的方法，辯論的對象無關年齡、階級與性別。這是猶太人獨特的教育方法，從家庭到學校，在各個場所中都能實現。

當猶太小孩從學校回到家時，母親會問他：「你今天向老師問了什麼問題啊？」他們從小就非常習慣辯論、提問、找出根據、做有邏輯的思考。那麼，我們又是如何呢？回想一下小學時期，當我們從學校回到家時，父母會問什麼問題？通常是「你今天有好好聽老師的話嗎？」對吧！

這是儒家文化教育下的想法，比起辯論和討論，我們更習慣聽從上位者的話，而在校園中，我們也慣於追求正確答案，而非思辯能力。過去認為沉默寡言是一種美德。但是現在社會、經濟等各個領域都已經全球化了。社會如此競爭，惜話如金的文化，在創意思考、解決問題或協調意見上，形成缺失。

提問困難的問題不能忽視社會、文化面向。表達困難並不只是因為自己的能力不足，但是不能因為不是我的錯就撒手不管。

除了提問之外，我們還有各種必須說話的場合。發表簡報、和戀人對話、宴會上的敬酒詞、向公司主管報告、鼓勵面臨分手的朋友、發表重要的課題、參與討論等，甚至在餐廳點餐時也需要說話。如果想要成為很會說話的人，該怎麼做才好呢？

口語表達的技巧

被嘲笑的恐懼

某次我在宴會中，突然被要求說些話並向大家敬酒，當下心裡因為不知道該說什麼才好，實在很擔憂。如果事先知道要這麼做的話，至少能在網路上搜尋一些有趣的句子。

然而，為時已晚。我只剩下二十到三十秒的時間了。要怎麼做才能順利過關呢？必須說話的情況，就像這樣總是在意想不到的時刻到來。我必須在短時間內將我要說的話整理好並傳達給對方。

如果話能說得好又有幽默感的話，更是能大大提升個人魅力。

開口說話之前，首先要做的事就是戰勝恐懼。不管準備了多精彩的話，如果因為恐懼而無法好好傳達，其意義和感動都會折半。

要如何戰勝說話的恐懼呢？先試著思考看看，萬一搞砸了，可能會發生最壞的情況是什麼呢？會被大家嘲笑嗎？事實上並不會發生這種事喔！

我曾經在朋友的婚禮前兩天，突然收到請託，要在婚禮上唱歌祝福新人。我不是歌手，也沒有時間練習，我有辦法把歌唱好嗎？光是用想的就覺得表現必定會糟糕得讓我羞愧。演唱的過程中，不安的想法不斷地閃過腦中。但是唱完之後，並沒有發生我擔心的那些事情。當然，心裡雖然留下了「如果可以唱得更好就好了」的歉疚感和欲望。不過，我完成了給朋友的祝福，而且發現「人們會取笑我」的恐懼，只不過是想像罷了。

運用「卓越圈」

對於想要戰勝恐懼卻還是辦不到的人，我還有一個好方法。那就是活用「卓越圈」（Circle of Excellence）的技法。它可以幫助人們瞬間將心理狀態變得充滿自信。

在發表重要簡報前，不妨試試，可以有很好的效果喔！

使用卓越圈不需要準備任何特殊物品。只要有決心就可以進行。假設今天你需要發表一個重要簡報，在到達現場後，將演講或簡報發表所需的物品都準備好。接著站在要發表的位置，讓心平靜下來。

然後在距離雙腳一公尺左右的空間，想像一個直徑五十公分左右的小圓圈，並且想像圓圈正閃閃發亮，在那個空間裡，有簡報發表所需的所有能力，例如：自信心、幽默感等，接著移動腳步走到圓圈裡面。然後想像自己具有自信又有幽默感，能將簡報發表得很好的樣子。

如果想再更進一步的話，就將圓圈擴大，先將它帶到眼前，接著再將它擴大到自己所在的整個空間。一開始會很難想像，但是只要持續練習，習慣後不用一分鐘，就可以將自己所在的地方變成充滿能量的空間。

這個方法除了運用在需要發表的場合外，也可以應用在消除不安及需要自信的情況。你能感覺到，自己瞬間變化的情緒。假如連一分鐘的空檔都沒有，就在自己會通過的門上創造「卓越圈」，就算只是通過那個空間，也可以享受到相同的效果。

突然需要說話時的技巧

戰勝恐懼之後，現在來到必須針對要發展的內容做準備的階段。假如有充足的時間準備的話，那麼就和之前提到的寫作一樣，活用金字塔原理，以六何法為基準，建構出骨架，製作成講稿。

接著只要將講稿背熟，再發表出來就行了。

然而，如果是突然需要說話的情況，就稍微有點不一樣了。讓我們重新回到必須在宴會中說敬酒詞的情況。在這種突然需要說話的情況下，想要有效地說話，只要使用「過去或現在的事實——個人的想法——未來的期望」三階段就行了。

第一階段，描述「過去或現在的事實」，引起聽眾的共鳴。只要藉由提及過去共同經歷過的事件或現在處於相同情況的事實，使聽眾產生共鳴即可。例如：

・我還記得十年前和各位第一次聚會，大家都覺得很尷尬。

・真不敢相信我們可以像這樣齊聚一堂。

・對於要不要參加今天的聚會我苦惱了許久。但是見到大家之後，我覺得我真的是來對了。

第二階段，藉由提及「個人的想法」將自己的心意傳達給聽眾：

・託各位的福，讓我度過一個溫暖的年末，我感到非常開心。

・受邀來到這裡並像這樣向大家致意，真的是我的榮幸。

・我要向為了舉辦本次聚會而勞心費力的〇〇〇說聲謝謝。

第三階段，描述「未來的期望」，用正面的訊息來結束發言：

・希望這個聚會可以繼續舉辦下去，十年、二十年都不要變。

・現場還有許多今天初次見面的人，期待在聚會結束之前可以和各位變得更加親近。

像這樣，說話的時候只要記得這三個階段就好。簡單來說就是依照「事實—想法—期望」的順序說話。這跟伯妮絲・麥卡錫（Bernice McCarthy）的4MAT系統類似。

4MAT系統是依照「why—what—how—what if」的順序組成。它被活用於寫作、學習、說話、企劃等各個領域。由「為何做—做什麼—如何做—會有什麼改變」的內容組成，簡單地將此應用在說話的技巧上，就是依照「事實—想法—期望」的順序來進行。

當然，如果是必須有具體方案的情況，只要活用成「事實（現況）—想法（對策及方案）—期望（未來的結果）」就行了。

伯妮絲・麥卡錫的 4MAT 系統

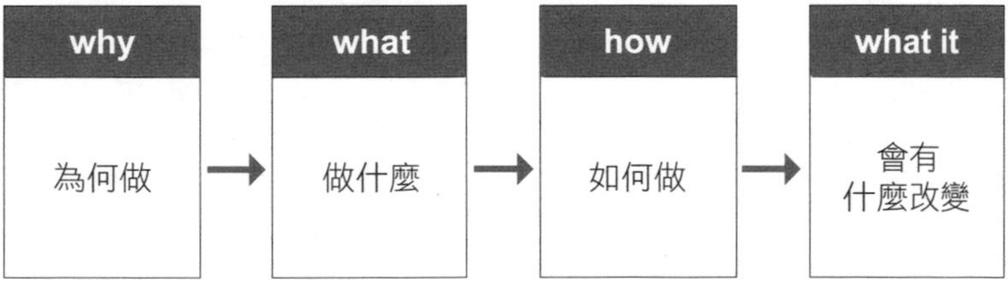

應用簡單的「說話三階段」

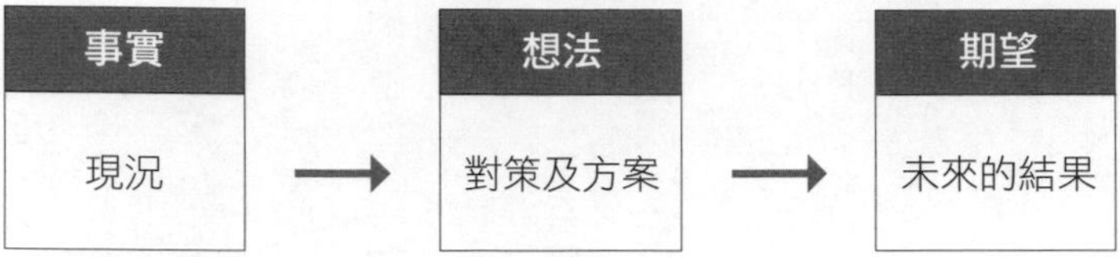

現在，我們消除了說話的恐懼，並記住「事實—想法—期望」三階段。接下來就只剩實際開口說話了。

把內容結構化之後，再說出來也是需要練習的，因此，以後如果有必須說話的機會，請不要猶豫，試著挑戰看看吧！

”錯誤的說話方式“

很多人都想把話說好，但是學習說話時，有一件很重要的事情，我們必須了解，那就是我們想做好的不是「演講」，而是「對話」。我們透過語言和其他人交流，藉此獲得新的想法，接著將新想法重新整理成專屬於我的東西，使思考得以成長。

假如對話時，只是單方面自顧自地說話，完全不聽對方的意見，我們的想法就會像被牆困住一般。越擅長思考的人越擅於溝通，原因便在於此。

二〇一八年韓劇〈天空之城〉受到大眾極大的關注。內容是在諷刺父母為栽培孩子所盛行的補習教育。這部電視劇中有一位法學院教授。劇裡他常常在大家聚集的場合上，展現出說話很有邏輯的樣子，然而會說話的他，卻聽不進子女的話，他將自己無法實現的夢想寄託在子女身上，對孩子說的，都是嚴格的命令。結果女兒為了得到父親的認同，而撒了謊，假裝自己在哈佛上學。因為缺乏對話，悲劇由此產生。

並不是很會說話、很擅長演講的人，就能與人順利「對話」。演講是一個人單方面的對很多人表達思想和情感，是一種公開的說話形式。最重要的一點是，演講中並不會發生立即的情感交換，因為是依自身想要的樣子建構說話的內容，所以會朝講者想要的目標方向發展，這是極其主觀的說話形式。當然，分析聽眾之後再安排內容是好講者的基本要素，但這顯然也是個人對聽眾進行的分析。

那麼，對話又是怎麼樣的呢？對話是兩個人或多人間進行意見交流，是一種溝通的方法。和演講不同的是，所有人都參與對話，並分享自己的意見。對話不是單方面的，而是雙向的。

不擅長對話的人，無法體認到對話是雙向的，所以才會產生問題。為什麼想要良好的關係卻又進行單向的對話呢？原因大致上可分為兩種：

一種是「缺乏同理心」，另一種是「相信自己是對的」。

想要進行良好的對話，同理心和傾聽是必備要素。但是想要做到有同理心和傾聽並不容易。試著想像一下，下面情侶間的對話。女朋友在公司受到主管不公平的待遇後，當天晚上打電話給男朋友訴苦。男朋友聽了並沒有對女朋友的情緒產生同感，而是針對問題提出解決對策。因為對話不斷鬼打牆而感到疲累的女人生氣地說，她並不想要解決對策。其實男人也知道，但他還是不耐煩地說，那不然妳想怎樣。最後就演變成吵架了。

相同的情況重複幾次後，每當女人提起這種話題時，男人不再提供任何意見，就只是敷衍而已。改變回應方式之後，雖然對話不再像以前那樣演變成吵架，但是男人開始不喜歡聽女人說話，女人也開始感覺到男人的回答不真心。於是，兩個人的對話逐漸減少。男人無法理解女人想要被安慰的內心；女人也無法理解只想提供解決對策而無法感同身受的男人。

在父母與子女之間、公司主管與部屬之間也很常看到類似的情形。遭遇對話困難的父母不願意去揣摩子女的內心，反而將子女往自己想要的方向推，公司主管與部屬之間也是。

如果只是傾聽不算是具有同理心的話，那該怎麼做呢？想要有同理心及更進階的對話，就必須明確地將情緒和事實分離。如果一方是在談情緒，但另一方是在談事實，那就沒有辦法產生同理與交集。

提出對策前先具備同理心

這方法也可以活用於應對顧客上。當顧客提出不滿的情況時，先對顧客遭受的不便做出正確地描述，並對因為該不便而經歷的情緒表示感同身受，然後針對能夠解決問題的情況提出建議或進行討論。

試著想像一下，有一個客人因為配送延遲遭受不便，而向購物中心抗議。如果店員只對客人說：「對不起。因為目前訂單太多所以導致配送延遲。您明天就可以收到產品了。」客人雖然理解情況，但是自己遭受不便的情緒仍然在，因此不想接受購物中心歉意的機率很高。

但是，如果店員說的是：「客人，因為配送延遲，讓您等得很辛苦吧？說不定您急著要用到，卻因為配送問題讓您遭受不便，真的非常抱歉。由於產品太受歡迎，來不及理貨，因此造成配送延遲。現在物品正在配送中，預計明天就會宅配到府。你明天方便收貨嗎？」這樣一來，客人經歷到的情緒也充分地獲得共鳴，情緒消散的機率就會變高。想要發揮同理心，就必須確實地將情緒和事實區分開來。

造成單方面對話的另一個原因是來自於「只認為自己是對的」的刻板印象。

尤其是，權威主義的傾向越強烈的人，這樣的刻板印象就越嚴重。在受儒教文化影響的社會中，會有著「上位者是對的」的基本傾向；也有很多人相信自己的經驗一定是對的，才會萌生問題。如果你與他人的對話經常發生困難，請認真思考一下，你是不是認為自己的想法都是對的？是不是經常無視別人的看法？

當我看到擅長演講的人時，會覺得這個人很優秀，但遇到擅長對話的人，我會想和這個人當一輩子的朋友。擅長對話的人終究會擅長演講。然而，只靠學習演講技巧來說話的人，會因為缺乏同理心而有所侷限。要理解人才能把話說好。請努力成為雙向溝通的人，而不是單方面說話的人。

Chapter 4

在想法中找到創意

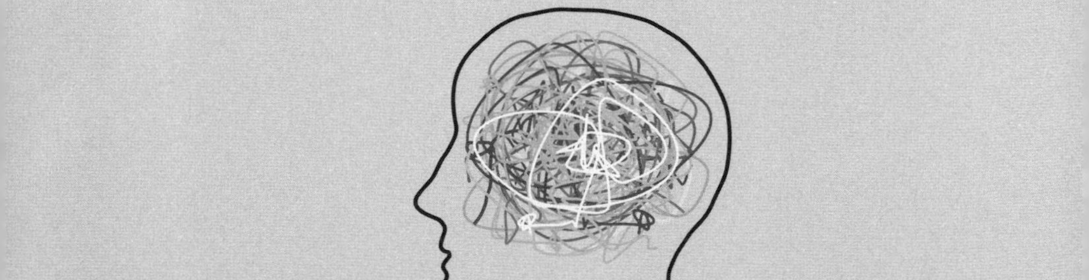

”有創意的人都是天生怪人？“

創造是人類無法被超越的領域

二〇一六年三月有一場人類和機器的世紀對決。AlphaGo 和九段棋士李世乭在韓國用圍棋一決勝負，這場競賽之所以受到世人矚目，是因為人們相信，圍棋是機器很難超越人類的領域。

其實，AlphaGo 和棋士李世乭的對決並不是人類和機器的第一場比賽。一九九七年當時的西洋棋世界冠軍加里．卡斯帕洛夫（Garry Kasparov）和ＩＢＭ開發的超級電腦「深藍」（Deep Blue）就曾進行過西洋棋比賽。一九九六年第一次對決由加里．卡斯帕洛夫獲勝。隔年，ＩＢＭ將深藍改良後再次展開對決，勝利者是電腦。

人們對這個結果感到相當震驚，他們擔心機器會超越人類。但是這個恐懼並沒有維持很久，因為深藍會的事情就只有「西洋棋」而已。除了西洋棋什麼都不會的電腦，顯然對我們的生活不會造成太大的影響。

那麼，AlphaGo和李世乭的對決又怎麼樣了呢？

大多數的圍棋高手都預測李世乭會贏，但AlphaGo在第一天的比賽中便擊敗了李世乭。人們雖然受到衝擊，仍沒有放棄希望，一致認為下一場比賽李世乭會贏回來。最後五場比賽中，李世乭只贏了第四場。

這結果太令人驚訝了，人們開始對機器感到恐懼。恰巧二〇一六年一月「第四次工業革命」一詞在世界經濟論壇登場，與此結果一致，整個韓國都被科技發展將顛覆人類世界的恐怖預測給籠罩了。

AlphaGo和深藍都是擊敗人腦的電腦。但是這兩台電腦對世界的影響力大不相同。基本上，西洋棋和圍棋的遊戲規模根本無法比較。西洋棋每步棋大約有二十種下法，而圍棋每步棋有二百多種下法。一盤棋局的所有可能下法數量甚至比宇宙中的原子數量還要多與複雜，但AlphaGo將電腦幾乎不可能做到的事情變成了可能。

開發AlphaGo的公司Google DeepMind大約有二百多名員工，其中負責AlphaGo

的人員約有十五名。其他員工則活用這項ＡＩ技術來解決非圍棋的其他問題。Google DeepMind 有兩個使命：解決智能（Solve intelligence），然後用它來解決其他問題（Use it to solve everything else）。總而言之，用ＡＩ來解決各種問題就是這家公司的目標。

很明顯地，人類再也不能只靠背誦知識生存了，我們必須要培養的是，只有人類可以做到的事。看了 AlphaGo 後，也許你會認為如今已經沒有只有人類可以做到的領域了。但是，我相信仍然有只有人類才能做到的事，我認為就是「創意」。

創意思考有背景

提到有創意的人，你會想到誰呢？我最先想到的人是德米斯・哈薩比斯（Demis Hassabis）。他是開發 AlphaGo 的 Google DeepMind 創始人，他在自身專業領域中展現了巨大的成果。

除此之外，我還想到了大喊「尤里卡」（意即：我發現了）的古代學者阿基米德、比爾·蓋茲、維珍集團董事長理查·布蘭森（Richard Branson）等人。有人認為創意是少數特殊人士的專有物，帶有這種誤會的人會認為有創意的人不僅外表獨特，行為也很特別，就像愛因斯坦的爆炸頭一樣，讓人感覺到有點不太一樣、不像科學家的樣子。

然而，即使是史帝夫·賈伯斯、德米斯·哈薩比斯、馬克·祖克柏這樣充滿創意的人，也沒有像愛因斯坦那樣留長髮和燙爆炸頭。

他們的成就卓越，實現了很多讓人不敢小看的事情。但是，創造出這些成果並不只是因為他們想法獨特。

想想大家熟知的阿基米德的故事吧！阿基米德被一個問題困擾了很久，有傳言說國王收到的純金王冠，摻有白銀，因此國王命令阿基米德調查傳言是否屬實。依當時的量測技術，並無法分辨，深陷苦惱的阿基米德苦思了好幾天，不知該如何是好。直到某天，偶然在澡堂想到了解決辦法。然後連衣服都還沒穿上就一邊大喊「尤里卡」一邊跑回家。因為見到自己的身體坐進澡堂的大型澡盆時，水溢了出來，讓他想到「溢出來的水的體積等於他身體的體積」。藉由這個原理，他證明了王冠裡摻有不純物質。

阿基米德能解決這個問題，真的單純在坐進澡盆就能得知嗎？並不只是這樣，在遇見這個問題之前，阿基米德正在建造船舶，他本來就會用浮力來測量體積，而且他早就已經知道金的質量了。他只是對於測量不規則物體體積的方法感到很苦惱，最後他經歷了將已知的知識和問題連結在一起的過程。假如阿基米德沒有基本的知識，絕對無法解開這個問題。

接下來，想想 AlphaGo 之父德米斯・哈薩比斯，一九七六年出生倫敦的他，從小就是西洋棋的神童。四歲時因為看到舅舅和爸爸在下西洋棋而對此產生興趣，並開始學習西洋棋，接著在短時間內超越了爸爸和舅舅，六歲時獲得倫敦青少年西洋棋錦標賽冠軍，九歲時成為英國西洋棋代表隊的主將。

除了西洋棋，他對程式設計也很感興趣，八歲時他就擁有一台可以進行簡單的程式設計的電腦，並且開始學習程式設計。十七歲便開發了銷售一千五百萬份以上的遊戲〈Theme Park〉，這是一款建造遊樂園的遊戲。

據說這個時候哈薩比斯就對遊戲裡不用人類親自操控也可以依照程式設計移動的

角色有很大的興趣，這可說是當時的人工智慧。

後來他到劍橋大學學習電腦程式設計，並在就讀博士課程時，藉由主修神經科學研究人類的大腦。接著二〇一〇年創立 DeepMind，開始開發人工智慧，二〇一四年被 Google 收購之後成為現在的樣貌。

哈薩比斯顯然有優秀的能力。但是他可以創立 DeepMind、開發 AlphaGo 以及人工智慧，是因為他小時候西洋棋實力已經具備一定的水準，同時將對電腦的能力、對ＡＩ的興趣、對人類大腦的研究都融合在一起才得以實現。假如他沒有學習電腦程式設計、沒有學習神經科學，假如他知道的知識有所不同的話，說不定就不會有現在這樣的成果。

那些藉由創意思考創造巨大成果的人，並不是因為他們是怪人所以有創意。而是透過不斷的學習，融合舊知識來創造新事物。

在《Google 模式》（*How Google Works*）中，艾力克・施密特（Eric Schmidt）指稱「Google 的怪人們都是具有成長心態（Growth Mindset）的人」。他們專注在學習目標（learning goal）而不是表現目標（performance goal），他們不會在意別人怎麼看待自己愚蠢的提問或錯誤的答案，只會為了目標而努力前進。

智力和創意研究領域的最高權威羅伯特・史坦伯格（Robert Sternberg）說：「有創意的人是直到找出最好的解決方法為止，都願意忍受在過程中伴隨而來的不安感的人」。

想要成為有創意的人，並非天生的怪人，而是成為學習的怪人。

”成為解決問題的專家“

未來人才的必要能力

李奧納多．達文西是代表文藝復興時期的巨擘。他擅長繪畫、建築、哲學、詩、作曲、雕刻、田徑、物理學、數學、解剖學等多種領域。據說他每天都是連續十幾個小時專注地不斷研究數學、解幾何學等問題和做實驗。

雖然我也很想要成為這種的人，但是從現實面來看，這並不是一件容易的事。更何況現在的我們，生活環境也完全不同，當前社會所需具備的能力自然和過去完全不同，我認為下列四個要素才是未來人才的必要能力。

．創意（creativity）

- 溝通（communication）
- 合作（collaboration）
- 批判思考（critical thinking）

這四點對於現在正在工作的上班族來說，都非常重要，尤其是創意，創意不是與生俱來的，而是在直到最後都不放棄學習的過程中出現。

在關於創意的說明中，凱洛格管理學院的安德魯・拉扎吉（Andrew Razeghi）教授提出個有趣的理論。

他在自己的著作《謎》（*The Riddle*）中將創意分為三種：藝術創意（artistic creativity）、科學創意（scientific creativity）、概念創意（conceptual creativity）。

藝術創意

只要想想世界級畫家畢卡索就很容易理解什麼叫藝術創意了。這樣的創意是，光憑固有的美麗或存在本身就能創造出吸引人們目光的東西的能力，就像米開朗基羅的

〈大衛像〉。藝術家所需的創意並不是為了解決某個問題的創意，是希望透過作品為某人帶來靈感及給予人感動。

科學創意

科學創意的部分，可以想想最早發現放射性元素釙和鐳的居禮夫人。科學創意和其他創意不同，它不是由人類創造出來的東西，而是發現在人類誕生之前就已經存在很久的事實。這跟藝術的概念不一樣，是以絕對的真理為前提。如同愛因斯坦所發表的相對論一樣，是以不變的事實為基礎。

概念創意

概念創意也可說是商業創意。安德魯・拉扎吉教授說生活在二十一世紀最需要的能力就是概念創意。概念創意是什麼呢？用來說明概念創意的最佳實例就是以無線吸塵器和無葉吹風機聞名的企業 Dyson。

Dyson 的創辦人詹姆士・戴森（James Dyson）在研發無線吸塵器過程中，經歷了五千一百七十二次的失敗。他充分了解顧客遭遇到的困境，並創造出解決該問題的方案。概念創意的特徵是具有必須達成的目標，像是解決問題或滿足尚未滿足的欲望或願望。

和一百個人交換名片的最快方法

將創意分為這三種之後就能明白，在生活中習慣說「我沒有創意」的人，是將藝術創意和概念創意搞混了。不是從事藝術工作的人，必須具備的能力並不是藝術創意。為了發現及解決問題而努力不懈，然後為此不斷學習的概念創意，才是如今工作者必須具備的重要能力。

有一隻日本廣告，令我印象十分深刻。這個三分鐘左右的廣告沒有任何台詞，只是人與人相見並交換名片。一開始是兩個人交換，接著是三個人交換，即使後來出現四個人、九個人、二十個人，他們仍然毫無遺漏的交換著那張小小的紙。廣告中出現很多嶄新的點子，多到會一邊看著這個廣告，心裡一邊想著交換某樣東西的方法竟然有這麼多種。採取有趣的姿勢、排隊一一交換等讓人難以移開視線。最後出現一百個人，參與者的眼神開始動搖，不管怎樣都已經交換二十個人的名片了，但是要一百個人互相交換名片，大家都露出了為難的表情。後來，其中一個人往前站了出來，拿出手機，接著大家都拿起手機，一同點開某個 app。這個廣告是名片 app 的廣告。

關於用創意解決問題，很多人想到的，也許是得找到一個嶄新的、劃時代的、如藝術般美麗的解決對策。但是，現在這個時代，用創意解決問題就如同製作新的 app 一樣，只需要有效地解決人們正在經歷的問題。

當我們認為自己沒有創意時，可以想一想，我們想要解決的是藝術創意的問題嗎？如果不是，如果你煩惱的是，自己製作的商品會不會大賣的話，那麼可以自問，我的商品是要解決什麼問題？有什麼不足之處？畢竟，我們不是要成為藝術家，而是要成為解決問題的專家。

點子如何誕生

雖然簡單，卻不是誰都能做到

當我們要做產品行銷企劃、廣告企劃或重大活動企劃時，新鮮有創意的點子被認為是必備要素。然而好點子跟寶石一樣，都很稀有。想出有創意的點子，和在礦坑裡開採原石並製作成鑽石的過程，可說是如出一轍。

在廣告界名聲享譽全球的詹姆斯．韋伯．揚（James Webb Young）為了回答「你是怎麼得到點子？」這個提問，寫出了《創意，從無到有》（*A Technique For Producing Ideas*）這本書，對學廣告的學生來說，這本書可稱之為聖經。

詹姆斯．韋伯．揚認為，所謂的點子就像福特生產汽車一樣，是經過明確的步驟製造出來的。有人問他，為什麼要公開這些技巧呢？他的答案是，第一，由於這套公式太簡單了，因此相信的人並不多。第二，這個方法說起來容易，實踐起來卻需要非常辛苦的心智鍛鍊，所以就算知道也不是任何人都能夠活用。

他說的創造點子的方法是什麼呢？詹姆斯用下列兩個基本原理來說明。

關於點子的兩個基本原理：

1. 點子就是新的組合。
2. 創造新組合的才能，取決於找出事物關聯性的能力。

創造點子的五個階段

這兩個原理可藉由「創造點子的五個階段」讓內容更具體化。

階段一：收集資料

想要獲得點子，首先要做的事情就是收集資料。設計師常運用萬花筒來發現新圖樣。萬花筒是藉由筒內無數的玻璃碎片隨機組出圖樣。筒內的玻璃碎片越多，組成新圖樣的可能性就越大。點子也是一樣，想要創造新點子就需要兩種資料，「特殊資料」和「一般資料」。

製作廣告時，想要獲得點子，需要養成學習各方領域知識的習慣，一般資料是指如：埃及的喪葬習俗、樣貌、建築方法等。而特殊資料是指，如銷售肥皂的行銷人員閱讀關於肥皂研究的書來獲得資訊。

階段二：消化階段

透過第一個階段收集的資料後，將現有資料進行不同角度的思考，來創造出新的點子。試著將第一階段收集的資料連結起來、翻過來。試著從各種面向觀看。在這個過程中，雖然腦中有很多不確定的感覺，但是新想法會不斷冒出來，藉由寫下這些東西，使其成為和新點子連結的起點。

人們在經歷第二階段時，常常因為苦惱就放棄了，在資料被充分消化之前，不要放棄連結點子及產生新想法。詹姆斯強調說，在第二個階段要緊緊抓住點子，直到精神疲憊為止。如果所有的能量都耗盡了，就是該前往第三個階段的時候了。

階段三：熟成階段

這是讓在第二個階段中充分苦思的大腦休息一下的階段。不要再去想原本正在苦思的點子。睡個覺、看個電影或聽個音樂等，做些可以刺激想像力的行動。這個階段就是要讓潛意識做它該做的事情。《投入式思考》的作者黃農文教授也強調，在投入階段中產生的潛意識的重要性。他還說，經過充分苦思之後，應該讓大腦透過運動從原本的想法中跳脫出來，好好地休息一下。

階段四：點子誕生階段

當你不再思考問題的時候，點子會突然找上門來。就像阿基米德進去澡堂後大喊「尤里卡」一樣，睡醒的時候、刮鬍子的瞬間、散步的時刻，點子會突然冒出來。根據某個心理學家的研究顯示，點子最容易浮現的場所是3B。也就是「bed（床）」、「bus（公車）」、「bathroom（廁所）」。大腦正在休息及沉浸在其他想法的時候，就會出現可以解決問題的點子。愛因斯坦也說：「我從來沒有在理性的思考過程中得到重大發現」。

階段五：點子實行階段

現在來到將原石加工為寶石的階段。點子冒出來後，必須根據現實狀況修正，並且要一邊實行一邊改良。由於冒出來的點子還處於原石的狀態，因此有可能會覺得點子不好，必須堅持不懈地實行，並進行修正及改良。跟可以對點子做出深度評論的人交談，藉此添加一些意見，這也是看到點子新面向的好方法。

如同詹姆斯．韋伯．揚所言，說明獲得新點子的方法一點也不難。但是付諸實踐的過程卻非常困難。我在寫這本書的過程中，也將這五個階段做了各式各樣的活用，但絕對不像用說的那麼容易。

想要運用他的方法，也可活用前面推薦的想法工具。數位心智圖、條列大綱工具、KJ法等，全都具備非常適合創造出點子的形態。我一直強調，創意並不是在一夜之間產生的，需要不斷地練習和努力。千萬不要稍微嘗試一下後就自暴自棄地說：「你看吧，我果然做不到。」

錯誤的腦力激盪法

太陽底下沒有新鮮事

「我一直在思考，年復一年，月復一月。一百次中有九十九次失敗，但是有一次成功。」這是愛因斯坦留下的話。想要獲得有創意的點子。而且想要藉由有創意的點子體驗成功。那麼，該怎麼做才好呢？

有一些需要點子的時刻，像是要取書名或課程名稱時，可以在短時間內擠出堪用點子的有效方法是，打開數位心智圖，隨意寫下想到的句子。參考其他書的書名、其他課程的名稱，隨意地寫寫看，可以將它們扭轉過來，也可以改成英文。寫出一百個名稱，然後看著它們，看著看著，就有可能將它們彼此連結創造出新句子，也有可能看到令人眼睛為之一亮的嶄新句子。

寫出一百個名稱之後，其中可以使用的點子佔比是多少呢？平均來說，約有百分之五十是難以使用，約百分之四十左右是捨不得放棄但是又太過刺激或誇張的點子。剩下的百分之十是考慮到各種情況的合適點子，但是不會覺得它有新意。只有偶爾會看見百分之一非常創新的點子。

如果不是名稱而是解決問題，也可以應用這樣的法則嗎？在日本經營線上行銷公司及撰寫有關思考力書籍的永田豊志先生，在自己的著作中提到，所謂的點子分為四個層級，分別是：沒用的點子、候補的點子、改善的點子、創新的點子。

沒用的點子，即是可被丟棄的點子，既不新鮮也沒有用處。候補的點子，就是個候補，雖然很有趣但是很難應用於現實中，卻是未來有可能會有幫助的點子。改善的點子，是可以將特定要素往更好的方向改善的想法。最後是創新的點子，這種點子不常出現，它是指追求二到三倍的成果、為了解決對立及矛盾問題的點子。

從沒用的想法中找出點子

在這之中，我們需要的是改善的點子和創新的點子，讓我們來想想看，這兩種點子是怎樣的點子吧！由於改善的點子只改善了約二〇％到三〇％左右的問題，因此常常會被忽略。例如，因為環保問題和塑膠垃圾回收的問題，政府實施咖啡廳禁止使用塑膠杯的法規。這個措施顯然有助於改善塑膠回收的問題，然而卻產生了其他困難。小規模的店家因為要洗碗，使工作人員的工作提高、效率下降。然而，因為它使特定情況往更好的方向發展，所以是屬於可以採用的點子。

那麼，什麼是創新的點子呢？既然提到了咖啡廳，我們就來看看星巴克的例子。以前星巴克接受點餐的時候，是使用「傳呼」系統。點餐的人告訴製作咖啡的咖啡師訂單內容，咖啡師將內容寫在杯子上，再開始製作咖啡。

但是當訂單量增加時，效率就會降低。於是為了改善流程，星巴克取消了「傳呼」系統，而讓點餐的人在點餐的同時，在杯子上「做記號」，也就是寫下訂單內容，再傳給咖啡師。這是改善的點子，對於處理大量訂單相當有效。

此外，還有另外一個問題。星巴克的特色是訂單的多樣性。也就是依照顧客的需求將咖啡客製化。這使替顧客點餐的服務生要背非常多東西，因此需要長時間的教育訓練，而成為店家費用增加及效率降低的原因。

為了解決這個問題，星巴克創造了新的系統。這就是現在星巴克正在使用的「標籤系統」。即服務生直接輸入顧客要求，印出標籤。據說他們花了超過兩年的時間建造這個系統。這是解決店家費用、效率、教育訓練、準確性的創新點子。

想要創造、找出及維持創新的點子，需要各種努力；想要解決現實的問題，需要很多費用和時間。但是只要應用創新的點子，就可以解決人們的各種問題。有創意且創新的點子，是從無數個沒用的點子中展開的，因此，沒用的點子並非真的沒用，而是為了往前邁進的墊腳石。

胡言亂語大會

想要有效率地獲得大量的點子，最好是活用腦力激盪法。雖然這方法大家都知道，但問題是很多人都以錯誤的方式來使用。

腦力激盪法是一九三〇年代由廣告公司ＢＢＤＯ的ＣＥＯ亞歷克斯．奧斯本

（Alex Osborn）所發明。在廣告公司工作需要不斷想出新的點子，但是在為了激發點子而開的會議上員工們經常一言不發。因為當時職場上的權威和紀律很嚴格，因此員工並無法自由地提出意見。

奧斯本苦思了許久，決定用新的方式來進行會議。他從各個部門中選出不相干的人，將他們聚集起來開會。會議裡不僅有行銷、企劃部的人，還包含了會計和人事部門的員工。這樣一來，員工們就可以自由地提出意見，不用看主管臉色。和點子沒有直接相關的員工所提出的意見，反而還發展成新點子。

奧斯本將這個方法更具體化，創造出腦力激盪形式的會議方法。從此以後，這個方法被擴大到各種領域中，即使是經過將近一百年的現在，仍然是有效的方法。

腦力激盪法看似是非常自由的會議方法。但是必須徹底地遵循規則，才能得到效果。腦力激盪法的規則分成基本規則和參與者必須遵守的規則。

腦力激盪法基本規則：

⑴ 理想人數是五到十人。

(2)需要不會令人感到緊張的環境。
(3)由不同類型的混合隊伍組成。
(4)主持人必須營造舒適自在的氣氛。
(5)不討論籠統的問題，只討論具體的問題。
(6)不討論多個主題，只討論單一主題。
(7)紀錄進行的內容，並發布給所有人。

參與者必須遵守的規則：

(1)不判斷點子的好壞。（不要使用「可是」，要使用「還有」）
(2)最好是天馬行空、自由奔放的點子。
(3)數量很重要，切記「量重於質」。
(4)不要執著於獨特性。將多個點子組合在一起，並改良別人的點子。

試著積極地運用腦力激盪法吧！或許下一次開會，大家會獲得許多新奇且多元的點子。

到現在為止，已經針對腦內想法學習了整理的方法、表達的方法和擴張的方法。這不僅是職場生活和人際關係的武器，也是改變人生的最強武器。雖然人生中面臨的問題五花八門，但是大部分都可以從思考方法中找到解決對策。想法可以決定一個人的人生，可惜的是過去都沒有人教導我們如何整理思緒。

天才科學家愛因斯坦留下了這樣的一句話：

「做著和昨天一樣的行動，卻期待不同的未來，這是精神病的初期症狀。」

我試著將他的話改成這樣：

「不要抱著和昨天一樣的想法，卻想要得出不同的結果！」

千萬不要忘記，思考的方式將會決定我們的未來。

HEART
心|視野 心視野系列068

讓思緒清晰、工作有條理的大腦整理習慣

내 머릿속 청소법

作　　者　金炅祿（KIM KYUNG ROK）
譯　　者　陳采宜
總 編 輯　何玉美
責任編輯　王郁渝
封面設計　楊雅屏
內文排版　顏麟驊

出版發行　采實文化事業股份有限公司
行銷企劃　陳佩宜．黃于庭．馮羿勳．蔡雨庭
業務發行　張世明．林踏欣．林坤蓉．王貞玉．張惠屏
國際版權　王俐雯．林冠妤
印務採購　曾玉霞
會計行政　王雅蕙．李韶婉
法律顧問　第一國際法律事務所　余淑杏律師
電子信箱　acme@acmebook.com.tw
采實官網　www.acmebook.com.tw
采實臉書　www.facebook.com/acmebook01

ISBN　978-986-507-116-5
定價　320元
初版一刷　2020年5月
劃撥帳號　50148859
劃撥戶名　采實文化事業股份有限公司
104臺北市中山區南京東路二段95號9樓
電話：（02）2511-9798
傳真：（02）2571-3298

國家圖書館出版品預行編目資料

讓思緒清晰、工作有條理的「大腦整理習慣」／金炅祿著；陳采宜譯. -- 初版. -- 臺北市：采實文化，2020.05
208面；14.8×21公分. --（心視野系列；68）
譯自：내 머릿속 청소법
ISBN 978-986-507-116-5（平裝）

1. 健腦法　2.職場成功法

411.19　　109003740

采實出版集團
ACME PUBLISHING GROUP

HEART

心|視野